PRASAD KHUDARE
SANA MOHANI

DEEP BITE

PRASAD KHUDARE
SANA MOHANI

DEEP BITE

"DISCREPÂNCIA VERTICAL NA ORTODONTIA"

ScienciaScripts

Imprint
Any brand names and product names mentioned in this book are subject to trademark, brand or patent protection and are trademarks or registered trademarks of their respective holders. The use of brand names, product names, common names, trade names, product descriptions etc. even without a particular marking in this work is in no way to be construed to mean that such names may be regarded as unrestricted in respect of trademark and brand protection legislation and could thus be used by anyone.

Cover image: www.ingimage.com

This book is a translation from the original published under ISBN 978-620-3-19550-7.

Publisher:
Sciencia Scripts
is a trademark of
Dodo Books Indian Ocean Ltd. and OmniScriptum S.R.L publishing group

120 High Road, East Finchley, London, N2 9ED, United Kingdom
Str. Armeneasca 28/1, office 1, Chisinau MD-2012, Republic of Moldova, Europe
Managing Directors: Ieva Konstantinova, Victoria Ursu
info@omniscriptum.com

Printed at: see last page
ISBN: 978-620-3-68443-8

Copyright © PRASAD KHUDARE, SANA MOHANI
Copyright © 2021 Dodo Books Indian Ocean Ltd. and OmniScriptum S.R.L publishing group

Conteúdos

Introdução 2
Desenvolvimento de Overbite Profundo 5
Considerações sobre o Plano de Tratamento 7
Estratégias de tratamento 17
Vários meios de extrusão incluem... 17
Mecânica de Intrusão 29
O Arco de Intrusão de Burstone 30
Arco Utilitário 36
Arco de Intrusão de Connecticut 57
Arco de Intrusão de Três Peças Base 63
C- Retractor Linguístico 70
K-Sir (Kalra Intrusão e Retracção Simultâneas) Archwire 73
Arame em "T" assimétrico 79
O Arco de Intrusão de Cetlin 83
Cogumelo de Curva Inversa Archwire 112
Aviões de mordedura fixa 113
Biteplanes Acrílicos Ligados Linguísticos 115
Correcção profunda da sobremordida em várias técnicas 118
Begg Refinado - 118
Dica Mecânica dos bordos 152
Mecânica de Arco Segmentado 155
Correcção profunda da mordida na técnica MBT 162
Correcção da mordida profunda do esqueleto por Cirurgia 171
Considerações de Tratamento em Adultos 180
Preocupações clínicas 187
Estabilidade e Recaída 191
Conclusão 199
Bibliografia 200

Introdução

Sobremordida - É definida como sobreposição vertical dos incisivos, muitas vezes expressa como percentagem do comprimento da coroa do incisivo inferior coberto pelos incisivos superiores. O valor normal está no intervalo de 2-4 mm. A sobreposição vertical excessiva é definida como sobremordida profunda.

Incidência

A prevalência de mordidas profundas graves é de cerca de 8% nos Estados Unidos com uma sobremordida média que varia entre 36,5 a 39,5% de crianças de 5 e 6 anos e 37,9 a 40,7% em adultos. [1] Embora a sobremordida profunda esteja associada a todas as más oclusões, está frequentemente associada a más oclusões de classe II.

A correcção óptima da mordedura profunda requer um diagnóstico adequado, planeamento individualizado do tratamento e execução eficiente da mecânica de tratamento. A correcção da mordedura profunda é um dos principais objectivos do tratamento ortodôntico. A mordedura profunda tem sido considerada como uma das más oclusões mais comuns e a mais difícil de tratar com sucesso. A quantidade de sobreposição vertical varia frequentemente excessivamente e é uma das manifestações mais comuns e precoces de uma má oclusão. A definição comum de sobremordida foi desenvolvida por Strang, que a definiu como "a sobreposição dos dentes anteriores superiores sobre os inferiores no plano vertical".

Há vários factores que parecem estar relacionados com o desenvolvimento da mordedura profunda. Entre estes estão a supraversão dos incisivos, sobrejacto excessivo, largura mesiodistal dos dentes anteriores, angulação dos incisivos, posição canina, infraoclusão molar, altura da cúspide molar, falha da abertura natural da mordida profunda relacionada com a idade, altura do ramo mandibular e tipo facial vertical.

A correcção ortodôntica da sobremordida profunda pode ser alcançada com vários mecanismos que resultarão numa verdadeira intrusão dos dentes anteriores, extrusão dos dentes posteriores, ou uma combinação de ambos. Por exemplo, o nivelamento de uma curva mandibular de Spee pode ser conseguido por extrusão de molares e pré-molares. A extrusão de dentes posteriores resultará num aumento da altura facial inferior, num aumento do plano oclusal, e numa rotação para baixo e para trás da mandíbula com um agravamento da relação esquelética de Classe II. A estabilidade a longo prazo de uma tal correcção é questionável, a menos que ocorra um crescimento vertical adequado. A correcção profunda da sobremordida por intrusão dos dentes anteriores oferece uma série de vantagens. Simplifica o controlo da dimensão vertical e permite uma rotação frontal da mandíbula para ajudar na correcção de Classe II. A intrusão de dentes anteriores para corrigir a sobremordida profunda pode ser indicada em pacientes com incisivo maxilar em excesso não estético, mostrando em repouso e uma curva mandibular profunda de spee associada a uma altura facial inferior longa. [2]

Alguns investigadores sugerem que a intrusão é insensata, impraticável ou instável. Outros afirmam que tal movimento dentário é possível no arco maxilar, mas não na mandíbula. Há aqueles que ensinam a intrusão tanto das antenas maxilares como das mandibulares. Os relatórios publicados na literatura indicam algumas provas histológicas de intrusão. McDowell, após analisar a disposição das fibras dentro da membrana periodontal, concluiu que era impossível a intrusão de um dente ao longo do seu longo eixo. Ele acredita que, para deprimir um dente, é essencial incluir uma pressão lateral. McDowell também escreve sobre uma base teórica, uma leve força de inclinação contínua foi a melhor forma de conseguir a intrusão.

Em 1976, Ricketts descreveu pela primeira vez o arco utilitário (usando 20 a 25 gm de força por incisivo maxilar) como uma forma de intrusão dos dentes. Burstone e Eganhouse apresentaram casos na literatura em que a intrusão foi utilizada para corrigir mordeduras profundas. Gorden e Otto mediram a eficácia do método de Rickett de intrusão cefalométrica e consideraram-no válido. Dellinger é provavelmente o primeiro a demonstrar histologicamente e cefalometricamente a intrusão. Isto foi realizado em pré-molares de macacos. Ele aplicou uma força controlada de 50g e atingiu 2,9mm de intrusão com muito pouca reabsorção e alguma compressão na região apical. Ao longo da superfície da raiz, o ligamento periodontal estava em estado de tensão e engrossou enquanto se formavam novos trabéculos.

Stenvik e Mjor investigaram o efeito da intrusão em polpas e dentina de pré-molares humanos. Observaram uma vacuolização na camada odontoblástica e uma redução na largura da zona predentina. Níveis de força acima de 150 - 200g causaram uma estase nos vasos de polpa. Nas suas observações de longo alcance, concluíram que a vacuolização era reversível. Reitan também fez estudos sobre a intrusão de pré-molares humanos e concluiu que forças na gama de 80 - 90g causavam alguma reabsorção apical da raiz enquanto qualquer força não superior a 30g não resultava em qualquer dano. Magill (1960) declarou que a intrusão de incisivos era necessária para a correcção da sobremordida e para compensar a tendência de aumento da sobremordida que é aparente quando os incisivos são retraídos. Poulton, numa série de artigos sobre protectores de cabeça, correlacionou a inter-relação entre a inclinação do plano oclusal e a posição do pogão. O seu raciocínio foi, ao intruir os incisivos maxilares com um arnês anterior de tracção elevada, havia controlo sobre a inclinação do plano oclusal e a mandíbula podia continuar o seu crescimento para a frente. Merryfield enfatizou que quando os incisivos superiores estavam a ser retraídos com elásticos de classe II, um arnês anterior alto de tracção era aconselhável para evitar que o segmento anterior fosse extrudido. Assim, a estética seria melhorada e os requisitos de torção seriam reduzidos. Dez Hoeve e Mulie confirmaram este conceito com os seus estudos de laminagramas.

Desenvolvimento de Overbite Profundo

Os dentes anteriores continuam a entrar em erupção até que seja feito contacto com dentes anteriores superiores opostos ou tecidos moles do palato, ou até que a língua inibe a sua erupção em poucas situações. [3]

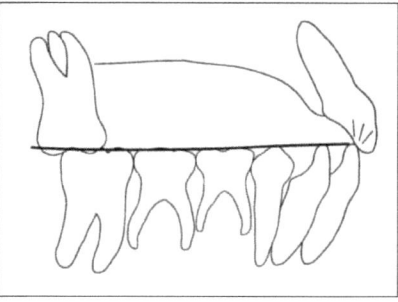

Fig. Os dentes anteriores inferiores entram normalmente em erupção até que seja feito o contacto com os dentes anteriores superiores.

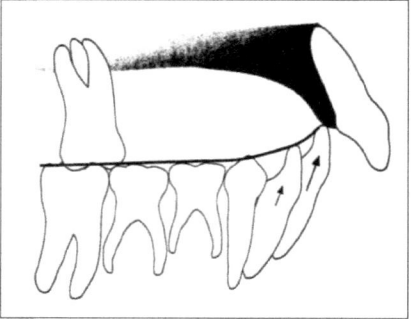

Fig. Se a relação molar for de Classe II, os incisivos inferiores podem irromper até entrarem em contacto com o palato. Isto pode causar uma curva anterior íngreme de Spee.

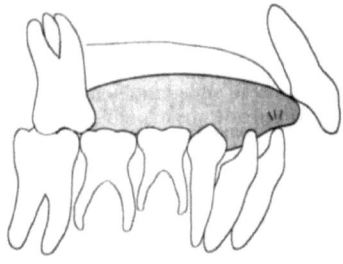

Fig. A língua pode restringir a erupção excessiva de incisivos inferiores em alguns casos de Classe II.

A erupção posterior sem restrições do segundo molar permanente inferior contribui para o desenvolvimento da curva profunda de Spee em casos de Classe II.

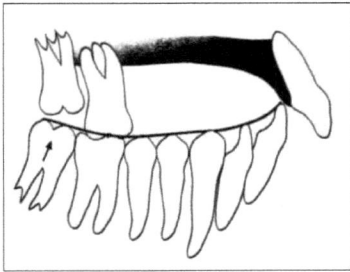

Fig. Erupção sem restrições do segundo molar permanente inferior em casos de Classe II contribui para o desenvolvimento da parte posterior da curva de Spee. A sobremordida profunda pode estar associada com...
1. Desgaste incisivo
2. Impacto palatino
3. Estética comprometida

Dento-alveolar Overbite profundo

De acordo com Hotz e Muhlemann,[4] a sobremordida profunda é de dois tipos:
1. Verdadeira mordedura profunda causada pela infraoclusão dos molares. Está associada a um grande espaço de auto-estrada. O prognóstico para uma terapia bem sucedida com métodos funcionais é favorável. Como a folga interoclusal é grande, permanecerá espaço suficiente de auto-estrada após a extrusão dos molares.

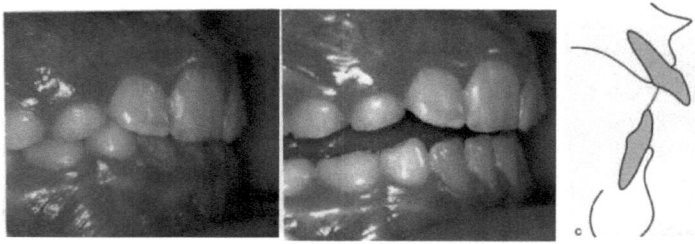

Fig. Esquerda - Oclusão Habitual, Direita - Posição de repouso da mandíbula.

2. Pseudo mordida profunda que provocou a supra erupção dos incisivos. Os molares entraram em erupção total. O prognóstico de abertura da mordedura por aparelho funcional é desfavorável. Se o espaço da auto-estrada for pequeno, a extrusão dos molares afecta negativamente a posição de repouso e pode criar uma recaída da sobremordida profunda.

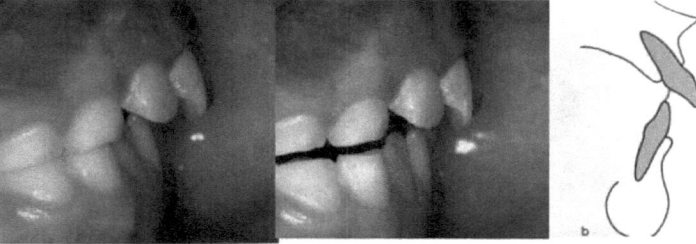

Fig. Esquerda - Oclusão Habitual, Direita - Posição de repouso da mandíbula.

Considerações sobre o Plano de Tratamento

I. Considerações sobre tecidos moles

O exame cuidadoso dos tecidos moles pode ajudar na selecção da estratégia entre a extrusão dos posteriors e/ou a intrusão dos incisivos. [1] O rosto é avaliado em vistas frontais e de perfil com os lábios relaxados e os lábios fechados. A avaliação facial inclui a avaliação da distância entre a incisão e o estômago (exposição dos incisivos), a abertura interlabial e o suporte dos lábios com os incisivos superiores/baixos na sua posição relaxada. A observação da paciente durante um sorriso não forçado é também importante para determinar a relação do lábio superior com a linha gengival, bem como a linha do sorriso.

1. Interlabial Gap

Em posição relaxada do lábio, um intervalo interlabial de 3-4mm é esteticamente aceitável.

É aumentada em doentes com
- Dimensão vertical longa

- Obstrução respiratória

A manutenção de uma lacuna interlabial aceitável deve ser considerada ao seleccionar uma estratégia de correcção profunda da sobremordida. Se um paciente apresentar uma lacuna interlabial excessiva, o objectivo deve ser o de reduzir a discrepância, se possível, ou pelo menos evitar o agravamento do problema. Os doentes da classe II divisão 1 com sobremordida anterior profunda, altura facial inferior normal a longa, e dimensão vertical anterior aumentada, estão frequentemente presentes com estas preocupações associadas. Se a extrusão posterior for planeada em tais pacientes, pode aumentar ainda mais a dimensão vertical através da rotação para baixo e para trás da mandíbula, agravando uma lacuna interlabial já excessiva.

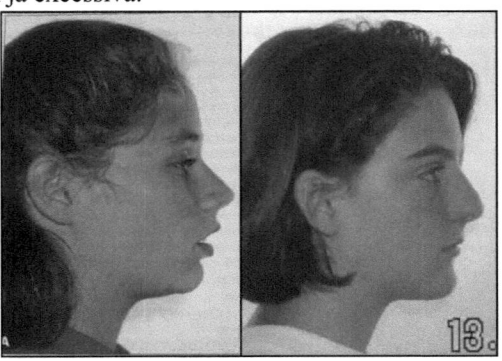

Fig. aFig . b

A figura **a** mostra o paciente com aumento do intervalo interlabial e o tratamento seria a intrusão dos incisivos superiores e **a figura b** mostra que o paciente não tem intervalo interlabial e, portanto, o tratamento seria ou a intrusão dos incisivos inferiores ou a extrusão dos posteriores.

2. Ecrã de incisivos superiores...

Burstone foi um dos primeiros ortodontistas a salientar a importância de descrever a relação dos incisivos superiores com o lábio superior e a lacuna interlabial. A exposição dos incisivos superiores tem demonstrado diminuir com a idade à medida que a musculatura do lábio perde tonicidade. Embora os efeitos do envelhecimento não possam ser descartados, podem ser questionados objectivos de tratamento que visem abordar o envelhecimento menos previsível a longo prazo da face.

A visualização dos incisivos maxilares está 3-4mm em repouso com dimensão vertical normal a longa, a intrusão dos incisivos inferiores é considerada. Se a visualização for superior a 4mm, então a intrusão dos incisivos superiores é considerada como mostrado abaixo.

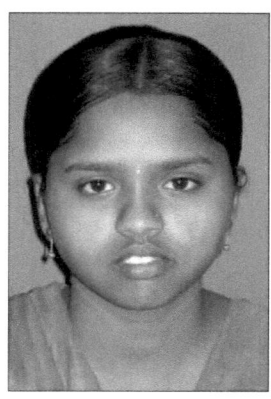

Fig. Paciente que mostra uma exposição excessiva dos incisivos superiores em repouso.

Na avaliação visual5 dos sorrisos completos de 454 estudantes de higiene dentária e dentária, com idades compreendidas entre os 20 e 30 anos, da área de Los Angeles, Tjan e colegas descobriram que 11% tinham um sorriso alto, revelando o comprimento cervicoincisal completo dos incisivos superiores e uma banda contígua de gengiva. Um sorriso médio, revelando 75-100% dos incisivos maxilares, foi encontrado em 69% desta população, e um sorriso baixo, revelando menos de 75% dos incisivos maxilares, em 20%.

A cobertura labial dos incisivos maxilares tende a aumentar com a idade, e portanto a percentagem de sorrisos altos pode ser maior entre os grupos etários mais jovens e menor entre os adultos mais velhos. Há também uma diferença de sexo no tipo de sorriso: as linhas de sorriso baixo são uma característica predominantemente masculina e as linhas de sorriso alto são predominantemente femininas.

Mudanças de idade normais -

Peck e colegas mediram recentemente a exposição dos incisivos superiores, em posição de repouso e sorriso completo, numa amostra de homens e mulheres de 15 anos de idade, como indicado na tabela abaixo.

	MACHO		FÊMEA	
	MEAN	S.D.	MEAN	S.D.
POSIÇÃO DE ENCONTRO	4.7mm	2.0mm	5.3mm	1.8mm
MAX. SMILE	9.8mm	2.2mm	10,5mm	2.1mm

Vig e Brundo relataram uma diminuição gradual da exposição dos incisivos superiores para cada aumento no grupo etário de menos de 30 para mais de 60 anos, como indicado na tabela abaixo.

Idade em anos	Incisivo central maxilar	Incisivo central mandibular
Menos de 30	3.4mm	0.5mm
30-40	1.6mm	0.8mm
40-50	1.0mm	2.0mm
50-60	0.5mm	2,5mm
Mais de 60	0.0mm	3.0mm

Mas a visualização dos incisivos mandibulares mostrou um aumento correspondente. De facto, a quantidade de visualização dos incisivos mandibulares após os 60 anos de idade foi aproximadamente igual à quantidade de visualização dos incisivos maxilares antes dos 30 anos de idade.

Esta mudança progressiva é causada pelos efeitos da gravidade nas posições dos lábios superior e inferior. A flacidez do tecido mole peri-oral deve-se em parte ao achatamento natural, alongamento e elasticidade decrescente da pele. A visualização dos incisivos maxilares durante a conversa normal indica assim a juventude, enquanto a visualização apenas dos incisivos mandibulares indica a idade. A importância da dimensão vertical na exposição dos dentes foi demonstrada na dentisteria protética e na cirurgia ortognática envolvendo o reposicionamento inferior da maxila.

Dimorfismo Sexual

Vários estudos encontraram diferenças sexuais significativas na exposição dos dentes anteriores. Geralmente, as fêmeas têm significativamente mais exposição dentária maxilar e menos exposição dentária mandibular do que os machos em todas as idades. Numa amostra adulta, Vig e Brundo encontraram quase o dobro da exposição do dente anterior do maxilar com os lábios em repouso nas mulheres (3,4mm) do que nos homens (1,9mm). Os homens exibiram muito mais dos incisivos mandibulares (1,2mm a 0,5mm). Como acima referido, um tipo de sorriso alto é duas vezes mais prevalecente nas mulheres. A razão para este dimorfismo permanece em grande parte inexplicada.

3. Linha do Sorriso -

A avaliação de um sorriso natural fornece informação valiosa para o planeamento de uma correcção profunda da mordida. O lábio superior, os incisivos superiores, os níveis gengivais e o contorno do lábio inferior interrelacionam-se num sorriso estético. O arco dos dentes superiores deve seguir a curvatura do lábio inferior e o lábio superior deve estar em/fortemente acima da linha gengival superior. As fêmeas mostram frequentemente mais gengiva no sorriso do que os machos.

O inquérito Tjan5 revelou também que 85% dos estudantes tinham uma curva incisal superior paralela ao contorno interior do lábio inferior, 14% apresentavam uma linha recta em vez de uma linha curva, e 1% tinham uma linha do sorriso invertido.

Uma vez que o paralelismo é a descoberta "normal" em pessoas não tratadas, parece ser um objectivo óptimo para a beleza objectiva em todos os tipos de reabilitações orais estéticas, incluindo o tratamento ortodôntico e ortodôntico-protético. Uma linha de sorriso recto ou invertido pode contribuir para uma aparência facial menos atraente. Além disso, a curva inversa está frequentemente associada a um desgaste abrasivo acentuado dos incisivos maxilares.

Implicações clínicas para tipos de sorrisos baixos e médios...
Do ponto de vista estético, um erro grave geralmente cometido na prática ortodôntica é a "sobre-intrusão" dos incisivos superiores. Na maioria dos casos de overbite profunda, isto tenderá a esconder os dentes anteriores superiores atrás do lábio superior em conversa normal. Tal erro pode passar despercebido pelo ortodontista, a menos que o dente e o sorriso do paciente sejam analisados a partir da frente. Com o aumento da idade e a concomitante queda do lábio superior, a exposição do dente anterior inestético pode piorar.

Os incisivos maxilares devem ser movidos na direcção vertical que melhore a sua relação com a posição do lábio de repouso e a posição do dente ao lábio deve ser constantemente monitorizada durante todo o tratamento. Em alguns casos de sobremordida profunda, isto pode na realidade significar extrusão em vez de intrusão dos incisivos maxilares. Na maioria dos pacientes ortodônticos, excepto aqueles com sorrisos "gengival" marcados, a intrusão activa dos incisivos superiores é indesejável.

A melhor estratégia de tratamento na maioria dos casos de overbite profunda é a intrusão activa dos incisivos mandibulares. Num paciente jovem com uma face inferior curta, a extrusão dos dentes posteriores pode corrigir uma sobremordida profunda, mas a estabilidade de tal correcção é incerta, especialmente com um crescimento inferior ao adequado durante e após o tratamento.

Outro erro comum no acabamento ortodôntico é criar uma curva incisal superior direita (ou mesmo inversa) em relação à linha do sorriso. O paralelismo da curva incisal e o contorno interno do lábio inferior em sorriso pode parecer difícil de produzir. Na prática, contudo, esta aparência pode ser facilmente conseguida se os incisivos centrais superiores forem simetricamente posicionados 0,5-1mm mais compridos do que os incisivos laterais. Se o lábio inferior mostrar uma curvatura marcada no sorriso, as bordas distoincisais dos incisivos centrais superiores podem ser trituradas ligeiramente sem afectar a oclusão funcional.

Implicações clínicas para tipos de sorrisos elevados
O sorriso "gomoso", que pode ser definido como 2mm ou mais de exposição

gengival maxilar em pleno sorriso, tem provocado um interesse e uma preocupação consideráveis entre os clínicos. O seu mecanismo biológico parece envolver os efeitos combinados do excesso vertical anterior, uma maior capacidade muscular para levantar o lábio superior no sorriso e factores associados, tais como a excessiva lacuna interlabial em repouso e o excesso de jacto e sobremordida. O dimorfismo sexual em tipos de sorriso indica que as fêmeas têm o dobro da probabilidade de ter sorrisos de goma do que os machos.

É necessária uma filosofia de tratamento diferente para pacientes com linhas labiais altas do que para aqueles com tipos de sorrisos médios ou baixos. A intrusão activa dos incisivos maxilares deve ser o objectivo nesta categoria de pacientes. As alternativas de tratamento incluem várias combinações de terapia ortodôntica, periodontal, e cirúrgica.

Os arcos de base de intrusão ou arcos de utilidade podem conseguir reduzir ortodonticamente um sorriso gengival em alguns casos. Técnicas selectivas intrusivas e restauradoras podem também ser utilizadas para melhorar o resultado estético final em pacientes com incisivos fracturados ou sobre-erupcionados e abruptos. Noutros casos, a exposição gengival pode ser eliminada por uma simples gengivectomia ou um alongamento cirúrgico da coroa com remoção de osso alveolar crestal. Tais procedimentos são particularmente indicados em casos com erupção passiva alterada, margens gengivais excessivas, e coroas clínicas curtas, porque irão expor mais das coroas anatómicas. Quando o osso alveolar crestal é removido durante o alongamento da coroa cirúrgica, a margem gengival estabilizará dentro de seis meses a cerca de 3mm do novo nível ósseo.

O tratamento dos sorrisos gengivais mais graves pode exigir uma cirurgia de reposicionamento superior do maxilar (osteotomia de Le Fort I), juntamente com a redução do excesso vertical do maxilar associado. Esta abordagem tem, no entanto, limitações, uma vez que o lábio superior pode ser consideravelmente encurtado. Os ortodontistas devem, portanto, olhar para um sorriso gengival moderadamente gengival como uma variação anatómica aceitável bem dentro da gama habitual de relações lábio-dente-mandibular, especialmente para as mulheres.

4. Comprimento dos lábios -

O comprimento do lábio superior também contribui para a estética dentária geral do paciente em repouso ou a sorrir.

Resultados do lábio superior curto em -
a. Excessiva lacuna interlabial
b. Aspecto excessivamente longo dos incisivos
c. Sorriso gomoso

Nesses casos, considera-se a intrusão dos incisivos superiores.

II. Coroa - Relação Gengival

A relação coroa-gengival mais favorável é que o incisivo central e canino seja mais alto do que as margens laterais do incisivo. O canino e os incisivos centrais devem estar a níveis semelhantes. Isto é idealizado como um aspecto "alto-baixo-alto" que melhora a harmonia do rosto, como mostra a figura.

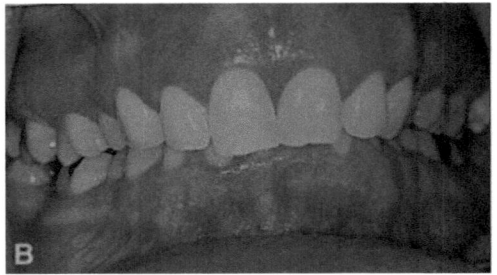

Fig. Aspecto gengival ideal

Na divisão 2 da Classe II, verifica-se uma grave discrepância na relação gengival onde as margens dos incisivos centrais são muito mais oclusais do que o canino, como mostra a Fig. Esta relação pode ser corrigida através da intrusão de quatro incisivos. Se a discrepância for marcada, então os incisivos centrais podem ser intruídos primeiro até ao nível dos incisivos laterais. Uma correcção mais profunda da mordida com intrusão de todos os incisivos pode seguir-se para obter a relação gengival adequada com o canino. Em casos seleccionados, a gengivectomia pode melhorar ainda mais esta aparência.

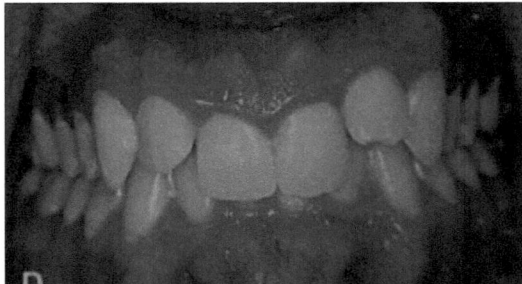

Fig. Discrepância gengival na divisão 2 da Classe II

III. Relações Planas Oclusais-

O plano oclusal descreve essencialmente a dentição relativa ao esqueleto facial. O nível e a escala do plano oclusal podem ser identificados a partir da análise cefalométrica lateral. O nível do

plano oclusal descreve a posição vertical e a escala descreve o ângulo em relação ao plano frankfort. [1]
Além disso, pode haver passos entre os dentes anteriores e posteriores dentro do plano oclusal. Estas considerações podem ter impacto no planeamento do tratamento para correcção da sobremordida profunda.
Inter-relação entre o plano oclusal e a correcção da sobremordida profunda (Fig.)

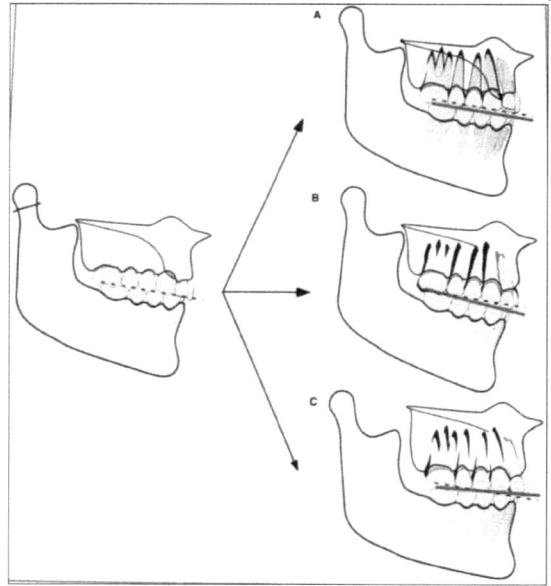

A- A erupção posterior e a alteração do nível do plano oclusal resulta na correcção da sobremordida por extrusão e rotação mandibular concomitante.
B- A intensificação do plano oclusal requer movimento mandibular
C- O achatamento do plano oclusal reduz a resposta mandibular

A apresentação comum de mordedura profunda é uma curva excessiva de Spee. Os planos oclusais superior e inferior são paralelos e existe uma curva passo/exagerada entre o canino e o pré-molar. O nivelamento indiscriminado dos arcos pode resultar num efeito indesejável de criação do plano oclusal superior e/ou inferior que converge para o anterior sem correcção adequada da mordida excessiva. Estes planos oclusais convergentes podem ser mais difíceis de corrigir do que o problema original. Pode ser mais eficaz direccionar os movimentos verticais dos dentes e a correcção da sobremordida para objectivos específicos do plano oclusal.

III. Considerações esqueléticas...
Três considerações esqueléticas podem afectar significativamente o resultado da

correcção da sobremordida nos doentes -
1. Dimensão vertical
2. Relação antero-posterior da maxila com a mandíbula
3. Quantidade de crescimento restante e a sua direcção em doentes jovens

A extrusão de posteriors está contra-indicada em pacientes com altura facial inferior excessiva onde o aumento da erupção dentária promove uma rotação para baixo e para trás da mandíbula. A intrusão pura das antenas permite uma correcção da má oclusão sem efeitos secundários esqueletofaciais prejudiciais.

Em braquifacial / rosto curto com mordida profunda, a extrusão posterior é indicada mas uma musculatura forte aumenta o risco de recaída. A correcção lenta durante o crescimento pode permitir que os músculos se adaptem às mudanças de tratamento.

Estratégias de tratamento

A correcção da sobremordida profunda é realizada por vários movimentos dentários5 , incluindo os seguintes -
1. Extrusão/Erupção de posteriors associados a uma rotação da mandíbula no sentido horário, que serve para aumentar a altura facial mais baixa.
2. Tipagem distal de posteriors
3. Queimadura de antenas
4. Intrusão de incisivos superiores e/ou inferiores
5. Combinação

Existe uma controvérsia considerável sobre o tratamento da mordedura profunda, especialmente quando o paciente apresenta um padrão facial de mordedura profunda. Schudy afirmou que em quase todos os casos a erupção de pré-molares e molares para rodar a mandíbula aberta é o tratamento de escolha. Ricketts tem sido há muito um defensor do tratamento de mordidas profundas através da intrusão de incisivos, particularmente de incisivos inferiores.

1. Extrusão de Posteriors

A extrusão de posteriors é um dos métodos mais comuns para corrigir a sobremordida profunda. [1] Este pode ser um dos métodos eficientes de abertura de mordidas. É um método comummente utilizado. Um mm de extrusão de molares reduz a sobreposição dos incisivos em 1,5-2,5 mm. Não é estável em casos de ângulo médio a baixo do plano mandibular, uma vez que a musculatura resiste à extrusão.

A curva profunda de Spee pode ser nivelada com fios sequenciais rectos contínuos. A variação disto inclui a curva inversa mandibular de Spee e/ou a curva exagerada maxilar de Spee.

Indicações -
1. Altura facial curta
2. Excesso de curva de Spee
3. Exposição moderada ao mínimo de incisivos

Desvantagens-
1. Exibição excessiva de incisivos
2. Aumento da lacuna interlabial
3. Desperdício de sorriso gengival

Vários meios de extrusão incluem...
I. **Placa de mordedura -** Exerce principalmente os posteriors.

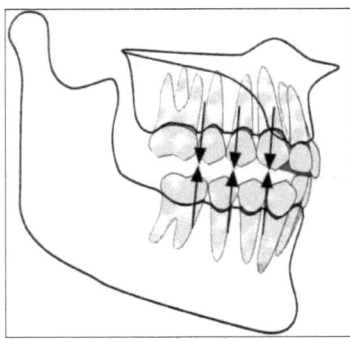

Fig. Correcção profunda da sobremordida com placa de mordedura anterior

Os pacientes devem ser motivados a usar o aparelho 24 horas, especialmente durante a alimentação, para que a eficiência do aparelho seja melhorada. Dentro de cerca de dois meses, os dentes posteriores estarão em oclusão e a sobremordida será reduzida. A manutenção da redução da sobremordida exigirá um aparelho fixo inferior antes do plano de mordida ser removido; o arco inferior deve ser totalmente colado e deve ser instalado um arco com dimensões suficientes para manter o controlo das posições verticais dos incisivos.

Hemley (1938) - Descreveu o uso de placa de mordedura para retardar o crescimento do alvéolo anterior e para permitir que o alvéolo posterior aumente ali, permitindo a erupção dos dentes posteriores. Descobriu também que apenas 1 em 22 mostrava a intrusão dos incisivos inferiores. [6]

Sleicher (1954) - Estudou as alterações verticais dos molares e incisivos com tratamento plano de mordedura. Descobriu que a altura alveolar na região molar aumentou enquanto havia uma alteração mínima na área dos incisivos.

2. Curva inversa de Spee-

A curva inversa de Spee expulsa principalmente os posteriors juntamente com a queima e intrusão dos incisivos. Uma vez que a extrusão é mais facilmente realizada do que a intrusão, uma curva inversa de

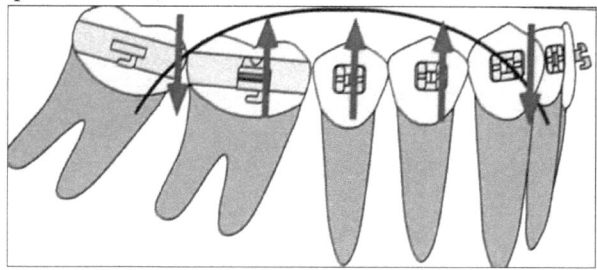

Fig. Fios de curva inversa fornecem forças posteriores extrusivas e forças anteriores intrusivas.

Tanto a extrusão como a queima podem ser instáveis devido aos seus efeitos no equilíbrio neuromuscular facial. Altera também a inclinação axial dos posteriors, o que pode contribuir para uma recaída.

3. Dobras de Step-Up e Step-Back -

Foi dado por Burstone e Koenig. A subida (incisivos maxilares) e a descida (incisivos mandibulares) é um dos métodos normalmente utilizados para corrigir a sobremordida profunda. Combina a extrusão de posteriors, cúspides e intrusão dos incisivos.

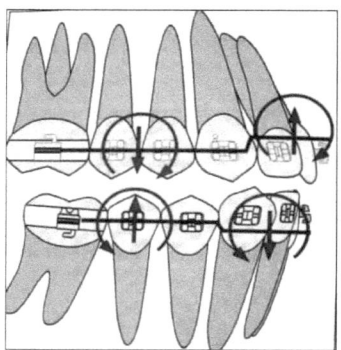

Fig. Curvas de degraus nos arcos superior e inferior

Para além das forças verticais, a inclinação dos degraus cria dois momentos na mesma direcção, provocando alterações na inclinação axial dos dentes e na inclinação do plano oclusal.

Indicações-
1. Passo entre o plano oclusal anterior e posterior
2. Exposição moderada ao mínimo de incisivos
3. Maloclusão de classe I

Desvantagens-
1. Extrusão posterior indiscriminada versus intrusão anterior.
2. Mudança na impossibilidade oclusal para uma mordida mais profunda devido a momentos.

4. Tipping Distal de Posteriors
Isto é normalmente estável em pacientes em crescimento, uma vez que é acomodado pelo aumento da altura vertical do rosto. No entanto, na maioria dos casos de adultos de ângulo médio a baixo, a inclinação distal não é estável porque será seguida pela intrusão destes dentes ao nível vertical original. Isto pode não ocorrer durante o tratamento ortodôntico, mas normalmente seguir-se-á pouco depois e pode ser fonte de recaída da mordida profunda. Em pacientes adultos de ângulo elevado, resulta em alguma abertura permanente do plano mandibular, pelo que é evitada nos cultivadores verticais.

5. Queima de Anteriores
Um aumento na proclinação dos incisivos superiores e inferiores pode efectivamente diminuir a sobremordida profunda. O derrame dos incisivos diminui a sobremordida secundária ao movimento rotacional da coroa dos incisivos.
Para correcções ligeiras a moderadas, esta abordagem pode ser eficaz. Isto pode ser melhor utilizado para as más oclusões de Classe II divisão 2 ou Classe III que podem suportar a queima dos incisivos superiores e inferiores. No arco inferior, esta consiste geralmente em coroas de incisivos inferiores a serem proclinadas. No arco superior, uma combinação de proclinação da coroa e controlo do torque radicular ocorre normalmente com raízes que se movem distalmente no osso. O risco de queima inclui estabilidade devido a possíveis perturbações na neuromusculação peri-oral.

6. Intrusão -
Intrusão é o deslocamento corporal de um dente ao longo do seu longo eixo em direcção apical. Também pode ser definido como movimento apical do centro geométrico da raiz (CENTROID) em relação ao plano oclusal e/ou plano baseado no eixo longo do dente. É um movimento de translação no plano vertical.

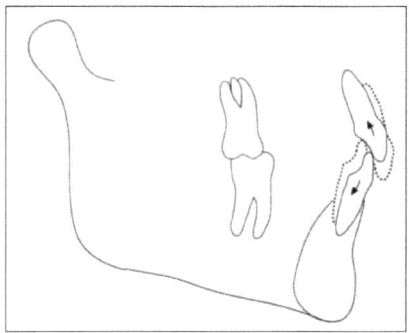

Fig. Intrusão dos dentes anteriores.

A intrusão de incisivos superiores e/ou inferiores é um método desejável para corrigir a sobremordida profunda em muitos pacientes adultos e adolescentes. Na maioria dos tratamentos para pacientes em crescimento, a intrusão de antenas não é normalmente necessária. À medida que a face cresce verticalmente, prevenir ou mesmo restringir a erupção normal destes dentes anteriores permitirá essencialmente que a mordida 'Cresça Aberta' à medida que a erupção posterior, e/ou a inclinação distal ocorre.

Isto não é verdade nos casos de adultos, onde a musculatura resiste a estas alterações posteriores. Portanto, a abertura da mordida em adultos deve ser trazida pela proclinação dos incisivos e/ou intrusão destes dentes. A intrusão de dentes anteriores nestes casos adultos pode ser provocada com tratamento completo do arco, mas o processo ocorre lentamente. Portanto, a utilização de arcos de intrusão suplementares como defendido por Ricketts ou Burstone pode auxiliar o processo de intrusão dos incisivos que é necessário.

Indicações - pacientes com mordidas profundas com
1. Dimensão vertical longa
2. Distância excessiva entre o estômago e a incisão
3. Grande lacuna interlabial
4. Sorriso gomoso

Intrusão7 pode ser -

A verdadeira intrusão é conseguida movendo os apices das raízes das antenas para mais perto da base óssea.

A **intrusão relativa** é conseguida mantendo-os onde estão, enquanto a mandíbula cresce e os dentes posteriores irrompem.

A **intrusão aparente** é conseguida por extrusão dos dentes posteriores.

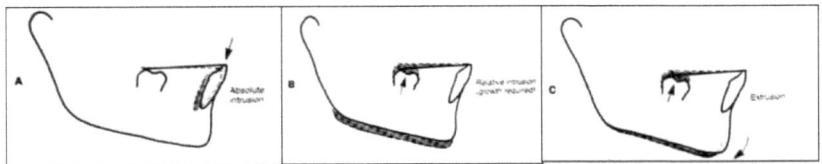

Fig. A - Intrusão debsolutos, B - Intrusão relativa, C- Extrusão de posteriors

A diferença entre relativo e aparente é que quando o crescimento vertical do ramo compensa o aumento da altura molar; ou seja, quando o ângulo do plano mandibular é mantido, é uma intrusão relativa.
Se o ângulo do plano mandibular aumentar e se a mandíbula rodar para trás e para baixo, chama-se intrusão aparente.

Biomecânica da intrusão

Burstone1 descreveu pela primeira vez a mecânica de intrusão como uma parte da técnica de arco segmentado. Até 1980 foram utilizados arcos de intrusão feitos de aço inoxidável com bobinas helicoidais em frente dos molares. Foram adicionadas hélices para reduzir a taxa de deflexão da carga. Em 1980, as ligas de beta-titânio substituíram o aço inoxidável, eliminando a necessidade de bobinas helicoidais, devido à baixa rigidez do fio de titânio. Os fios pré-formados de níquel titânio (arco de intrusão de Connecticut) foram introduzidos em 1998. Os fios pré-ativados e pré-calibrados fornecem uma força de 35-45gms (A força depende da distância entre molares e incisivos).

Os arcos de intrusão de beta-titânio (CNA) são vantajosos devido ao seu módulo elástico mais baixo em comparação com o aço inoxidável, ao mesmo tempo que retêm a formabilidade que não é possível com os fios de níquel-titânio. Para activações de mola equivalentes, uma mola de beta-titânio tem uma maior magnitude de força em comparação com o níquel-titânio. O ajuste das curvas de pré-ativação permite ao clínico controlar a magnitude da força.

O principal objectivo das molas de intrusão é proporcionar um melhor controlo da força aplicada, tanto em relação aos sistemas de força qualitativos como quantitativos. O desenho do arco de intrusão permite a previsão precisa da direcção da força que as molas exercem sobre ele. São estaticamente determinantes, ou seja, é possível medir a magnitude de todas as forças produzidas pela sua activação. A força vertical intrusiva nos incisivos é equilibrada por uma força extrusiva igual mas oposta no tubo molar.

Durante a intrusão dos dentes anteriores, a magnitudes óptimas de força podem ser fornecidas constantemente utilizando molas de baixa deflexão de carga. São utilizadas forças baixas durante a intrusão para minimizar a reabsorção radicular e diminuir os efeitos secundários sobre a unidade reactiva. Tem sido documentado que a utilização de forças mais pesadas não aumentará a taxa de intrusão.

A utilização de um ponto de contacto de aplicação de força é fundamental para obter uma verdadeira intrusão, porque a força pode então ser aplicada directamente através do centro de resistência do segmento anterior. Isto pode ser conseguido utilizando um arco de intrusão ligado ao segmento anterior para dar um sistema de força estaticamente determinado. Mecanismos alternativos, tais como um arco utilitário ou um arco contínuo com curvaturas de ponta para trás localizadas mesial aos primeiros molares permanentes, podem não conseguir uma verdadeira intrusão porque a penetração total do arco nos braquetes dos dentes anteriores produz um sistema de força indesejável. Nestes casos, consegue-se uma relativa intrusão e queima dos dentes anteriores, resultando numa modificação da inclinação axial dos dentes anteriores que pode ou não ser desejável.

Factores que afectam os mecanismos intrusivos...
1. Magnitude da Força

Os movimentos dentários intrusivos parecem ocorrer mais eficazmente com baixas magnitudes de força. Isto pode dever-se à natureza das tensões que actuam sobre o ligamento periodontal, bem como à concentração de tensões nos apices dos dentes. Magnitudes de força mais baixas reduzem a força do momento da inclinação actuando sobre o molar e/ou segmento posterior.

Os valores de força para a intrusão dos dentes anteriores são...

1. Dado por **Faber ZT1**

TEETH	VALOR FORÇA(g)
Maxillary Central Incisor	12-15
Maxillary Lateral Incisor	8-10
Maxillary Canine	25
Incisivo Central Mandibular	8-10
Incisivo Lateral Mandibular	8-10
Canino Mandibular	25
Maxilar quatro incisivos	35-50
Quatro incisivos mandibulares	30-40

2. Dado por **C. Burstone8**

TEETH	FORÇA/ LADO	FORÇA TOTAL EM MIDLINE	MOMENTO/ LADO
Maxillary Central Incisor	25	50	750
Maxilar Central e Lateral Incisor	50	100	1500
Maxillary Central, Lateral Incisor e Canino	100	200	3000
Central Mandibular e Incisivo Lateral	20	40	600
Mandibular Central, Lateral e Canino	80	160	2400

3. **Ricketts e associados** - 15 a 25g por incisivo e 60g para um canino médio.
4. **Gianelly e Goldman** - 15-50g de força para dentes pequenos.

Geralmente recomenda-se que os caninos sejam intrudidos separadamente. A inclusão de caninos com incisivos durante a intrusão aumenta a força de intrusão. A força extrusiva recíproca sobre os molares e o aumento do momento de inclinação pode resultar em efeitos secundários indesejáveis. A intrusão separada dos caninos pode ser facilmente conseguida com a utilização de molas cantilever.

A Influência da Magnitude da Força na Intrusão do Segmento Maxilar

O objectivo deste estudo9 era determinar se a magnitude da força intrusiva aos incisivos superiores influencia a taxa de intrusão dos incisivos ou a inclinação axial, extrusão e estreitamento dos segmentos vestibulares.

Vinte pacientes com idades compreendidas entre os nove e os 14 anos que precisavam de pelo menos dois mm de intrusão de incisivos superiores foram atribuídos a um de dois grupos iguais. No grupo 1 de pacientes, os dentes no segmento anterior da maxila foram intruídos utilizando 40g, enquanto que no grupo 2 de pacientes, foram utilizados 80g. Os registos foram obtidos de cada paciente no início e no fim da intrusão.

Os resultados mostraram que os incisivos superiores podiam ser intrudidos com forças de 10 a 20g por dente. Não houve diferença estatisticamente significativa na extrusão dos segmentos vestibulares entre os grupos de 40 e 80g. Não houve diferença estatisticamente significativa entre os grupos de 40 e 80g na inclinação axial dos segmentos vestibulares. Em ambos os grupos, a quantidade de alteração da inclinação axial nos segmentos vestibulares foi estatisticamente significativa, mas demasiado pequena para ser de importância clínica. A alteração na largura inter-molar não foi estatisticamente significativa entre os grupos de 40 e 80g. Em ambos os grupos combinados, a largura inter-molar também não se alterou. Uma força intrusiva de 80g não aumentou a taxa de intrusão em comparação com os 40g.

2. Constância de Força

Em comparação com as activações convencionais/contínuas do fio, as molas segmentadas exercem força em maior alcance do que o movimento dentário pretendido. A deflexão das molas excede a quantidade de correcção da sobremordida. Esta característica reduz a magnitude da força aplicada e melhora a sua constância.[1]

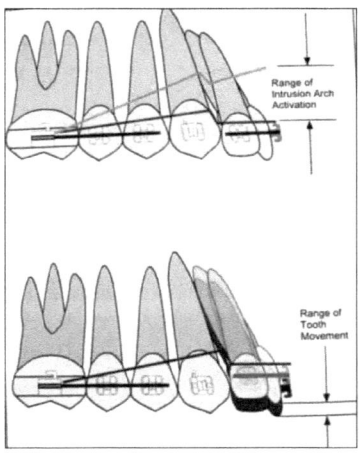

Fig. A e B A gama de activação de mola para arcos de intrusão excede o movimento dentário desejado. A maior amplitude de activação permite uma maior constância de força através da redução da taxa de carga/deflexão e da redução da magnitudes da força.

3. Aplicação de Ponto de Força

Uma característica essencial do arco de intrusão é que ele aplica a força através de um ponto em contacto com os incisivos. Portanto, a acção clínica esperada pode ser compreendida através da avaliação do vector de força aplicada.[1]

3 características-chave do vector de força -

1. Forçar a magnitude
2. Linha de acção
3. Origem

Esta figura mostra o efeito do ponto de aplicação da força e a sua linha de acção...

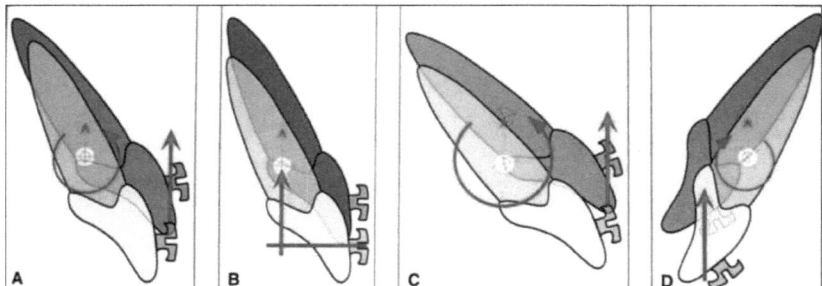

Fig. A - Força no movimento vertical entre parênteses e rotação
B - Força através do movimento corporal Cres-
C - Força no movimento de rotação entre parênteses - aumenta o movimento de rotação devido ao aumento do momento
D - Força intrusiva nos incisivos com inclinação lingüística

A selecção do ponto de aplicação da força intrusiva em relação ao centro de resistência do segmento anterior é importante para definir com precisão o tipo de movimento dentário que irá ocorrer. A verdadeira intrusão sem alteração da inclinação axial é obtida dirigindo a força intrusiva através do centro de resistência dos dentes anteriores. Uma vez que o deslocamento da força intrusiva para longe do centro de resistência resultará na queima ou verticalização dos incisivos, é necessária uma avaliação cuidadosa para monitorizar a inclinação axial dos dentes anteriores durante a intrusão. Em pacientes com incisivos proclinados, um arco de intrusão contínua amarrado na linha média não pode ser utilizado porque o sistema de força gerado tende a piorar a inclinação axial dos dentes anteriores. Isto porque a força intrusiva é aplicada anteriormente ao centro de resistência dos incisivos e o momento consequentemente produzido tende a queimar ainda mais os dentes anteriores.

Centro de resistência do segmento anterior durante a intrusão...
1. Vanden Bulcke M, Sachdeva R, Burstone CJ. - Centro de resistência para um segmento de quatro incisivos maxilares com uma inclinação axial normal situa-se apical de um ponto no lado distal do canino
O centro de resistência de um segmento anterior rígido que incluía os seis dentes anteriores estava situado numa linha projectada perpendicularmente ao plano oclusal que era distal ao primeiro pré-molar.
2. Dermaut LR, Vanden Bulcke MM. - centro de resistência para um segmento de quatro incisivos superiores com uma inclinação axial normal situa-se apical de um ponto o lado distal do incisivo lateral. Mais incisivos queimados devem ter um ponto mais distal de aplicação de força através do centro de resistência do que os incisivos retroinclinados.

3. Birte Melsen, Vassili Fotis, Charles J. Burstone

O centro de resistência para cada dente foi estimado verticalmente em 40% da distância do nível ósseo marginal e sagitalmente no centro das duas raízes.

O centro de resistência da unidade de seis dentes foi então localizado a meio caminho entre o ponto médio dos centros de resistência dos quatro incisivos e o centro de resistência do canino

A Relação entre o Ponto de Aplicação de Força e o Flaring do Segmento Anterior

O objectivo deste estudo10 era determinar se a aplicação de uma força intrusiva por um arco de intrusão nas asas distais dos braquetes dos incisivos laterais provoca uma alteração na inclinação axial do segmento anterior. A intrusão dos incisivos maxilares foi realizada e foram retirados registos de 40 pacientes adolescentes no início e no fim da intrusão.

A localização do ponto de aplicação da força em relação ao centro de resistência do segmento anterior pode alterar a inclinação axial desse segmento. Uma localização mais anterior do ponto de aplicação da força provoca queimadura, enquanto que uma localização mais posterior provocará a verticalização dos dentes anteriores.

Cinta distal para trás -

A combinação de uma componente distal de força ao arco de intrusão altera a força, produzindo uma força resultante. Clinicamente, uma força distal pode ser produzida de várias maneiras. [1] Uma pequena força distal pode ser aplicada por cinch back do arco de intrusão no tubo molar (Fig A). A cinch back minimiza o potencial de aumento do overjet ao fixar o ponto de rotação da mola de intrusão. Sem cinch back, o arco de intrusão é livre de deslizar para a frente, com potencial para aumentar a expressão da queima do incisivo (Fig B). Pode-se obter um nível maior com a adição de uma força distal ainda maior, como mostrado na Fig C.

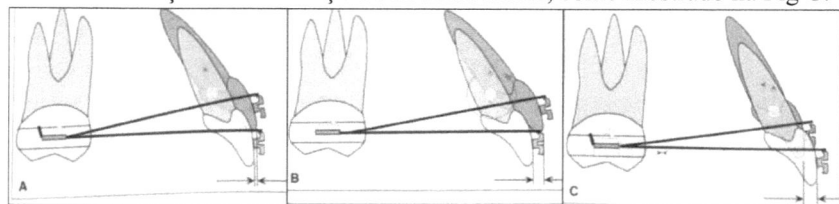

Fig. A - A cintura distal do dorso da mola de intrusão fixa o comprimento da mola e restringe a quantidade de queima dos incisivos

B - Queima de incisivos sem incisivo

C- A combinação com uma pequena quantidade de força distal impede a queima dos incisivos e altera a direcção do vector resultante, permitindo a intrusão e retracção simultâneas ao longo do longo eixo do incisivo.

Momento Molar Tip Back

Um arco de intrusão também aplica força aos molares. Uma força extrusiva sobre os molares equilibra a força intrusiva sobre os incisivos. Além disso, as molas exercem um momento de retrocesso na ponta do molar. A magnitude disto depende da distância entre o tubo molar e o ponto de fixação nos incisivos e da quantidade de força intrusiva aplicada. Isto pode produzir movimento distal do molar.

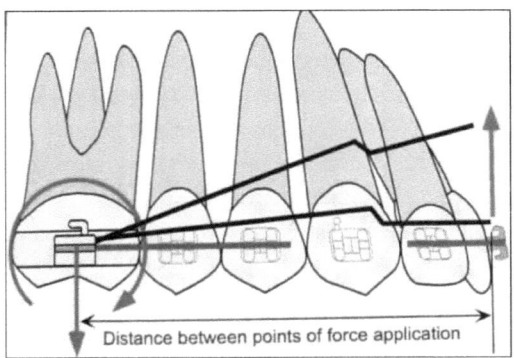

Fig. Determinação da magnitude do momento de inclinação

Exemplo

O intervalo entre o primeiro molar e o ponto de aplicação da força é de 25-40mm e a força intrusiva aplicada é de 40g. Depois, o momento de retorno produzido na região molar será de 1000-1600g- mm. Este momento de retorno pode ajudar na correcção da relação molar de Classe II. A seguir ao "tipback", a elevação molar e o movimento distal da raiz podem ser conseguidos com o uso de arnêses de tracção elevada. Outra abordagem é utilizar arcos sucessivamente mais rígidos para a verticalização, contudo esta abordagem pode ser menos previsível na manutenção da relação molar de Classe I.

Na Classe I problemas de mordedura profunda; o tipback molar é geralmente desnecessário e indesejado. O aumento do número de dentes no segmento de ancoragem posterior (do primeiro molar ao primeiro pré-molar) ajuda a reduzir os efeitos posteriores do arco de intrusão. Na dentição mista pode ser aconselhável usar uma força mais leve para limitar a quantidade de movimento do molar.

Mecânica de Intrusão

A mecânica comummente utilizada para a intrusão de dentes anteriores[11] inclui arcos de utilidades que são utilizados para corrigir a sobremordida profunda na técnica Bioprogressiva. Um arco de Elgiloy azul de 0,016" x 0,016" é colocado nos braquetes dos quatro incisivos, contornando os caninos e pré-molares. As curvas de inclinação são incorporadas mesialmente aos primeiros molares permanentes e são tipicamente de 45° ao plano horizontal. Tipicamente, recomenda-se uma força de 150 gramas para a intrusão dos quatro incisivos. No entanto, a quantidade exacta de força fornecida é desconhecida porque o sistema é estaticamente indeterminado. O controlo da dimensão vertical pode ser um desafio, e podem ser utilizados arneses de alta tracção quando necessário.

Na técnica Begg, a abertura da mordida é geralmente conseguida durante a Fase I utilizando um arco de aço inoxidável australiano de 0,016" com curvaturas bilaterais de tipback antes dos primeiros molares permanentes.

Um aparelho 2 x 4, constituído por um arco que liga dois molares com quatro incisivos, é frequentemente utilizado na dentição mista. As curvas de inclinação são colocadas mesialmente ao tubo dos molares e o fio do arco é ligado directamente aos braquetes dos dentes anteriores. A intrusão dos dentes anteriores ocorre com quantidades variáveis de queimadura, dependendo da inclinação axial inicial dos incisivos. A extrusão dos dentes posteriores e a sua posição vestibulolingual podem ser controladas com a utilização de um arco palatino. O sistema de força é estaticamente indeterminado porque o fio é inserido directamente nos braquetes dos incisivos.

O uso de gancho em forma de J e de arnês de alta tracção associado a arcos contínuos tem sido defendido para o tratamento da sobremordida profunda. A quantidade de força fornecida aos dentes anteriores superiores é substancial e pode resultar numa reabsorção significativa das raízes dos dentes anteriores. As forças fornecidas pelo arnês são também intermitentes e a correcção da sobremordida profunda é menos eficiente do que com o uso de forças leves contínuas. É geralmente necessária uma cooperação considerável dos pacientes.

Os arcos de intrusão contínua com a técnica do arco segmentado podem ser utilizados para obter uma intrusão genuína dos dentes anteriores. Uma força intrusiva pura é aplicada aos incisivos utilizando um arco de intrusão contínua TMA de 0,017" x 0,025" (Ormco, Glendora, Califórnia) amarrado a um segmento anterior rígido de fio colocado nos braquetes dos incisivos. Um arco palatino rígido de aço inoxidável é normalmente colocado para controlar a posição molar. As forças extrusivas e o tipback molar são controlados com segmentos rígidos de fio bucal e, talvez, com o arnês de alta tracção.

O Arco de Intrusão de Burstone

Em 1950, Charles Burstone[8] desenvolveu uma abordagem à terapia ortodôntica que não utilizava arcos de mecanismo contínuo. Esta técnica era conhecida como mecânica de arco segmentado que utilizava diferentes secções transversais de fio dentro do mesmo arco e os fios não funcionavam continuamente de um braquete para o braquete adjacente.

A extrusão de posteriors para corrigir a sobremordida profunda aumenta a dimensão vertical que pode piorar o perfil se o paciente já tiver aumentado a dimensão vertical. Assim, para reduzir e/ou manter a dimensão vertical, é necessária a intrusão de incisivos. A maior parte das vezes é necessária a intrusão dos incisivos superiores, mas os incisivos inferiores são fáceis devido à menor massa radicular, presença de curva de Spee.

O mecanismo básico de intrusão consiste em três partes:
1. Unidade de ancoragem posterior
2. Segmento Anterior
3. Mola de arco intrusivo

Unidade de ancoragem de posteriors -

Está alinhado e estabilizado com o Segmento Estabilizador Bucal (BSS) constituído por aço inoxidável 0,018" <0,018". Ambos os lados são unidos por arco transpalatal (TPA) / arco lingual. Sucessivamente são utilizados fios de 0,018"* 0,025" / 0,021"* 0,025".

O tubo triplo é colocado no molar superior e / ou inferior. A ranhura/tubo linguístico é utilizado para a colocação de arco de aresta lateral. O tubo auxiliar colocado gengivalmente é o ponto de ancoragem da mola de intrusão e as suas dimensões são 0,018"* 0,025".

O **arco intrusivo** é feito de 0,018"*0,022" / 0,018"* 0,025" de aço inoxidável com hélice de 3mm enrolada 2½ vezes colocada mesial a tubo auxiliar.

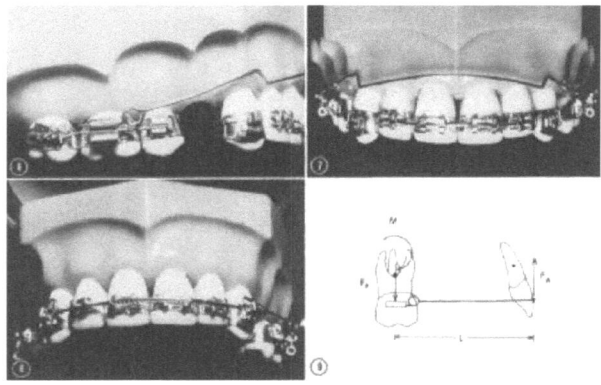

Fig. Mecanismo básico para intrusão; unidade de ancoragem posterior, segmento anterior nos quatro incisivos, e um arco intrusivo. O arco de intrusão é colocado no tubo auxiliar sobre o primeiro acessório molar.
Fig. 2. Vista anterior do arco intrusivo. Arquivo gingival a incisivos. Caninos e pré-molares são contornados.
Fig. 3. O arco intrusivo foi colocado ao nível dos incisivos. Uma corda dupla impede que o arco seja deslocado para a prega mucobucal se uma gravata for acidentalmente perdida.
Fig. 4. Forças agindo sobre os dentes a partir de um arco intrusivo. O efeito no molar é uma extrusão e uma rotação negativa (coroa-distal-root-mesial). O momento (M) é igual à força intrusiva (FA) vezes a distância (L) do incisivo ao centro de resistência do molar.

A curvatura é colocada no arco intrusivo de modo a que a porção incisal fique gengival aos incisivos centrais. Para que o arco não aumente no seu comprimento durante a activação, deve ser colocada uma curvatura suave com a quantidade de curvatura a aumentar à medida que nos aproximamos da hélice. Desta forma, o arco activado parecerá relativamente direito e, como funciona durante a intrusão, o comprimento do arco diminuirá e não se produzirá nenhuma queima anterior.

Força magnitude e constância...
É importante utilizar a menor magnitude de força. Se for utilizada força elevada, resulta em menos intrusão, mais reabsorção e também produz mais extrusão de posteriors e acção de inclinação para trás, o que pode acentuar o plano oclusal. A perda de ancoragem durante a intrusão deve-se principalmente ao momento criado na região molar do que pela força de intrusão.

A força pode ser modificada com base na circunferência da raiz e no comprimento da raiz. Mas deve ter-se o cuidado de não aumentar os níveis de força devido à perturbação do ancoradouro posterior. A mola de intrusão deve ter uma baixa taxa de carga-deflexão, de modo a produzir uma força constante relativamente baixa. Uma alta taxa de deflexão de carga resulta numa rápida queda de força a cada milímetro de intrusão e, por conseguinte, não podem produzir uma força óptima.

O arco intrusivo não é colocado na ranhura do suporte devido a

1. Risco de incorporação de torque

Se **o torque da raiz labial** for incorporado, então aumenta as forças intrusivas e leva à perda da ancoragem.

Se o **torque da raiz lingual** for incorporado, então reduz a magnitude da força de intrusão e pode inverter a direcção da força, resultando na extrusão dos incisivos.

2. Curvaturas indesejáveis podem ser formadas em arame.
3. O sistema torna-se estatisticamente indeterminado.

A vantagem de não atar directamente o arco de intrusão a suportes de incisivos é que permite ao clínico conhecer mais sistema de força positiva entregue. Sendo o sistema estaticamente determinante, é possível saber a quantidade de força aplicada. As séries de fios de alinhamento anterior podem ser colocadas directamente na ranhura do suporte.

Em caso de intrusão apenas de incisivos centrais, o arco pode ser colocado na ranhura do suporte. Os cantos do fio devem ser arredondados para que não seja produzido qualquer torque. Mas quando o fio é arredondado para a intrusão de quatro incisivos, o torque ainda é produzido devido à curvatura do fio.

Ponto de força de aplicação

Se a força intrusiva passar pelo centro de resistência, produz intrusão corporal sem rotação labial/lingual. Se a força passar anterior ao centro de resistência, queimará a coroa para a frente e a raiz distalmente.

Se as antenas forem marcadamente salientes, então o segmento anterior é feito com extensão posterior. Os arcos intrusivos direito e esquerdo são feitos com gancho que captura na extensão posterior, para que a força possa ser dirigida através do centro de resistência nos incisivos, como se mostra abaixo. Neste caso, não ocorrerá nenhuma inclinação dos incisivos.

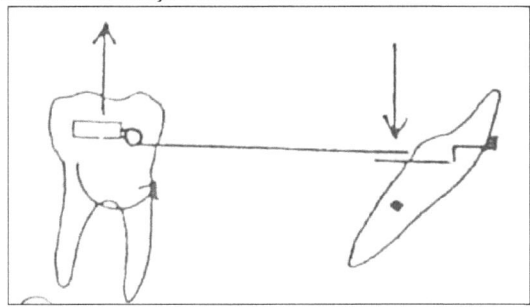

A extensão posterior permite que a força seja dirigida através do centro de resistência do incisivo.
Na divisão 2 da Classe II é desejável intruir apenas os centros ao nível de intrusão lateral e depois enmasse dos quatro incisivos. Se todos os quatro incisivos forem intrudidos de cada vez, então a lateral é extrudida com intrusão dos incisivos centrais, como se mostra abaixo.

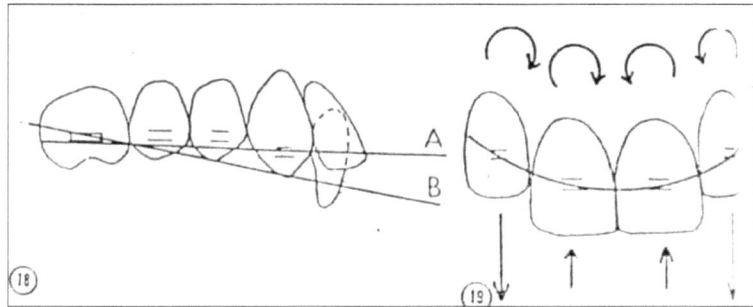

Fig. A- Um fio recto colocado nos parênteses dos casos da Classe II divisão 2 em vez de produzir intrusão (linha A) tende a acentuar o plano de oclusão (linha B)

B - Um arco de alinhamento recto, em vez de intruir os incisivos, irromperá os incisivos laterais e tenderá a convergir mesialmente as raízes dos incisivos.

Controlo de unidades reactivas -
1. Minimizar a força de intrusão
2. Juntar muitos dentes no segmento posterior, pelo menos molar e segundo pré-molar
3. O segmento estabilizador bucal deve ser de pelo menos 0,018 polegadas de aço inoxidável.
4. TPA e/ou Arquivo Lingual
5. Chapéu Occipital que ajuda a -
a. Segmento posterior de controlo
b. Prevenir a extrusão
c. Minimizar o momento que acentua o plano oclusal

Evitar mecânica extrusiva como...
1. Elásticos intermaxilares de classe II e III
2. Arnêses cervicais com arcos exteriores colocados em altura aplicados no arco maxilar
3. Curva inversa de spee no arco inferior do arame

Intrusão canina...
Normalmente não é possível intrometer as seis antenas de cada vez sem produzir

alterações indesejáveis na inclinação axial dos posteriores. Normalmente são necessários 100g/lado para intruir incisivos e caninos que produzem momento de 3.000g-mm se o segmento posterior for de 30mm. Isto produz a inclinação dos posteriores. Os posteriores são apoiados com arnêses occipitais para eliminar movimentos indesejáveis.

Intrusão canina separada

Indicações
1. Quando o canino se situa bilateralmente oclusal a pré-molar
2. Quando o canino não entrou em erupção simétrica e a intrusão só foi necessária de um dos lados. Mola de intrusão canina -

Produz 50-75g de força quando activada. É fabricado a partir de 0,0)18" 0,0)25". É colocado em tubo vertical de canino e tubo auxiliar de molar. A força de intrusão situa-se lateralmente ao centro de resistência do canino, pelo que é colocada uma ligeira força constritiva na mola que impede a queima. Para minimizar o momento indesejável no tubo canino, o fio é arredondado em porção que é colocada em tubo vertical.

Se não houver tubo molar auxiliar para mola de intrusão, o arco de intrusão é feito de 0,018" 0,018" e colocado no tubo auxiliar da maioria dos pré-molares anteriores. A mola de intrusão é feita com laço rectangular com hélices colocadas mesial ao suporte. Este desenho reduz a taxa de deflexão da carga e nenhum momento indesejável é produzido no canino.

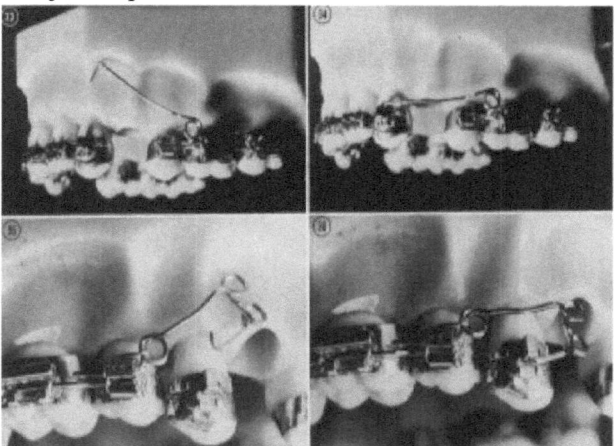

Fig. 1. Uma mola de 0,018 por 0,025 polegadas (0,457 por 0,635 mm.) de intrusão canina. Posição passiva.
Fig. 2 A mola de intrusão canina é activada colocando a sua extremidade anterior no tubo vertical do canino.
Fig. 3 Uma mola intrusiva de 0,018 por 0,018 polegadas (0,457 por 0,457 mm.)

ligada ao tubo auxiliar no segundo pré-molar. Esta mola é utilizada se o tubo auxiliar molar não estiver disponível.

Fig. 4. Estado activo da Primavera mostrado na Fig. 3. Helices baixam a taxa de carga-deflexão e reduzem os momentos negativos indesejados no canino.

SEIS PRINCÍPIOS...

1. Utilizar a magnitude óptima da força, entrega constante com molas de baixa deflexão
2. Ponto de contacto único
3. Cuidadosa selecção do ponto de aplicação da força em relação ao Cres
4. Intrusão selectiva baseada na geometria do dente
5. Controlo de unidades reactivas com formação de segmento posterior
6. Inibição da erupção dos dentes posteriores e evitar mecânica eruptiva indesejável Motivo para não colocar o arco de intrusão no colchete de extremidade...
1. Pode alterar a forma do arco resultando em movimento mesial de raízes de incisivos.
2. O torque de raiz linguístico se incorporado pode eliminar completamente o efeito intrusivo.
3. O torque da raiz labial, se presente, pode aumentar a força intrusiva com o aumento do momento extrusivo e da ponta para trás no molar.

Intrusão dos dentes anteriores com a técnica de arco segmentado de Burstone - um estudo clínico

O objectivo deste estudo12 era examinar a eficiência da mecânica de intrusão, tal como descrita por Burstone. Trinta e um casos de mordida profunda com uma sobremordida igual ou superior a 4 mm foram analisados por meio de modelos de molde, vistas cefalométricas laterais e filmes dentários dos dentes da frente antes e depois da intrusão. Foram considerados os seguintes parâmetros: 1. extensão da intrusão em relação a um ponto selectivo de aplicação de força 2. Duração da intrusão 3. Quantidade de reabsorção radicular.

A extensão média da intrusão no caso dos dentes anteriores superiores foi de 2,3 mm, e no caso da mandíbula de 3 mm. A taxa de intrusão por mês foi de 0,53 mm na maxila, e de 0,54 mm na mandíbula. A análise do ponto de aplicação da força mostrou que o centro de resistência deve ser presumido como mais distal do que anteriormente presumido.

Durante um tempo médio de tratamento de 4,3 meses na maxila, e 5,5 meses na mandíbula, a reabsorção apical da raiz foi minimizada através da aplicação de força doseada utilizando um sistema de força calculável. Um arco de torque da raiz bucal empregado em três casos permitiu, em casos de Classe II divisão 1, um movimento combinado compreendendo a inclinação lingual da coroa e a intrusão, sendo a componente de intrusão claramente retardada em comparação com a inclinação. A técnica do arco segmentado permite uma intrusão objectiva dos dentes anteriores. Isto depende da escolha do ponto adequado de fixação da força e da quantidade correcta de força.

Arco Utilitário

Cada grande abordagem à Ortodontia tem tido uma característica que se destaca na mente dos clínicos ortodônticos universalmente como um meio para descrever essa abordagem ou técnica específica. Provavelmente a entidade individual mais reconhecida na Terapia Bioprogressiva [13] seria a do Arco de Utilidade. Ela forma a unidade base em torno da qual a mecânica em todos os tipos de casos pode ser empregada. É o catalisador que liga todos os diferentes tipos de mecanoterapia que será discutido.

É um fio contínuo que se estende ao longo de ambos os segmentos bucais e envolve apenas os primeiros molares permanentes e quatro incisivos. É dado pela Rickett's14 e é designado como "Arco de Utilidade" porque desempenha uma série de papéis e funções devido à singularidade do seu desenho básico e muitas modificações que permite. Originalmente foi desenvolvido para nivelar a curva da lança na mandíbula, mas com a incorporação de loops serve mais funções.

Baseia-se em princípios biomecânicos dados por **Burstone** - 1966, 1977.

Foi popularizada como parte integrante da Terapia Bioprogressiva por Bench et al 1978, Rickett's et al 1979, Bench 1988.

Perspectiva Histórica

As abordagens ortodônticas contemporâneas, de banda completa e edgewise assumiram que o método mais eficiente de efectuar rotações e nivelar a curva profunda de Spee na fase inicial do tratamento é através da utilização de uma série de arcos redondos leves e contínuos. Historicamente, quando os clínicos começaram a utilizar fios redondos contínuos para nivelar o arco, foram desenvolvidos vários movimentos distintos para contrariar algumas das respostas prejudiciais que foram observadas à medida que os fios redondos se resolviam por si próprios.

Quando um arco redondo plano, ou um com uma curva inversa de lança incorporada, é colocado no arco inferior, a resposta habitual é que os bicúspides inferiores são extrudidos, os molares inferiores verticalizados (inclinados para trás) e os incisivos inferiores inclinados para a frente.

A fim de evitar o movimento para a frente dos incisivos inferiores, estes arcos ou foram amarrados ou cinzelados para trás. Contudo, como a curva inversa de Spee nos arcos redondos se exprimia, as raízes dos incisivos inferiores foram lançadas contra o osso cortical denso do osso cortical do planum lingual da sínfise. Isto actuou como uma âncora que resultou no movimento para a frente dos incisivos inferiores, mas também efectuou um movimento para a frente dos molares inferiores.

Numa tentativa de contrariar o movimento de avanço do arco inferior com este tipo de procedimento de nivelamento, os elásticos de Classe III foram sobrepostos para reter os incisivos inferiores à medida que o arco inferior era nivelado. Isto significava então que os incisivos inferiores e os molares superiores estavam sob a influência de elásticos eruptivos de Classe III (Fig.). Para contrariar esta resposta, foi iniciado um arnês de tracção alta ou foram necessárias extracções para prevenir os efeitos secundários indesejados do nivelamento do arco redondo. É evidente que foi iniciada toda uma série de procedimentos contraactivos para minimizar os efeitos prejudiciais resultantes da terapia de nivelamento de arcos redondos.

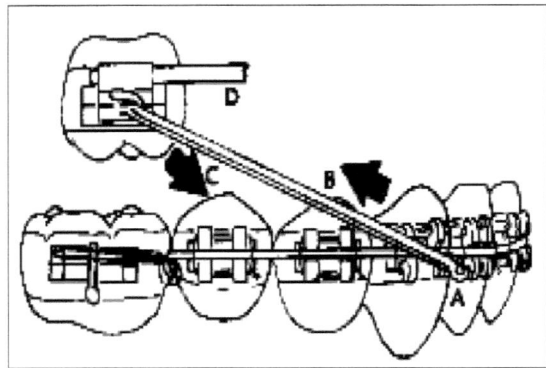

Fig. Reacção dentária ao fio redondo contínuo com elásticos de Classe III e arco facial de alta tracção.

Quando mesmo os arcos redondos contínuos mais pequenos são atados para nivelar um arco e efectuar rotações, é colocado um movimento expansivo nos dentes do segmento vestibular que os inclina para cima e para fora (para a vestibular) para inclinações axiais desfavoráveis. Em casos de não-extracção, onde é utilizada a terapia de nivelamento de arcos redondos, a primeira metade do tratamento é muitas vezes utilizada para contrariar os efeitos prejudiciais do fio redondo contínuo em vez de mover os dentes directamente para os seus locais finais mais ideais.

Em casos de extracção, a resposta com arcos contínuos coloca problemas semelhantes. Quando são exercidas pressões mais leves e contínuas para retrair os dentes cúspides, é evidenciada uma inclinação para a frente da unidade de ancoragem molar e uma intrusão dos segundos pré-molares inferiores. Os incisivos inferiores, muitas vezes antecipados no processo de nivelamento, devem ser redondamente activados no seu movimento de retracção.

O arco de utilidade foi desenvolvido após a observação do segundo bíceps inferior deprimido em casos de extracção que não podiam resistir à força de inclinação durante o fecho do espaço, resultando no colapso da mordedura. Assim, foi desenvolvido para segurar os posteriors usando os incisivos inferiores como ancoragem, o que os ergueu e também produziu uma intrusão real dos incisivos.

Inicialmente foram utilizados quatro incisivos como unidade de ancoragem. O fio redondo de 0,016" foi utilizado como arco contínuo colocado sob o segundo suporte pré-molar, com laço sobre o tubo molar na extremidade, para ser trancado atrás da extensão do retractor seccional. Este movimento antes da activação colocou parte do arco para baixo em direcção ao sulco e ao ser levantado e engatado nos incisivos inferiores, exerceu um efeito de alongamento sobre os pré-molares. Esta configuração manteve a unidade de ancoragem erguida e os incisivos inferiores inclinados para a frente e foram deprimidos.

Simultaneamente ao desenvolvimento, foram feitas tentativas para reduzir o tamanho do fio e o carácter juntamente com o desenho do laço para manter as forças dentro de 150g. Foi feito um movimento para baixo para .018 slot bracket após certas experiências.

Para reduzir a queima dos incisivos foi utilizado elgiloy azul de 0,016" .016" que proporcionou estabilidade e resistência suficientes. Para controlar a queima, a força foi ainda mais reduzida. Devido ao vão do arco e à necessidade de um braço de alavanca longo com força ligeira, este tomou a forma actual de arco em U. Inicialmente foi utilizado apenas em conjunto com secções de retracção em caixas de extracção.

Deve produzir 60-100g de força nos incisivos inferiores, um nível de força considerado ideal para a intrusão de incisivos inferiores (Bench et al, 1978). O efeito global é a intrusão e possível torção dos incisivos inferiores, bem como a inclinação para trás dos molares inferiores. A expansão e/ou contracção da largura inter-molar pode ser conseguida através do alargamento e/ou estreitamento do arco. A rotação molar é produzida adequadamente através da activação dos segmentos molares do arco. Mais tarde, foram concebidas várias voltas para encaixar as antenas em caixas apinhadas. Foi utilizada uma força suave para inclinar os caninos, mover os incisivos para baixo e para a frente.

Componentes básicos

A. Segmento molar
B. Posterior vertical
C. Vestibular
D. Vertical Anterior

E. Incisal

A. Segmento molar...

Estende-se até um tubo auxiliar no molar. A sua extremidade é cortada de modo a que seja lavada com o tubo ou possa ser dobrada gengivalmente. Se os segmentos bucais não forem colados, pode ser colocado no tubo principal do arco.

B. Segmento vertical posterior

Forma-se a 90° de curva para o segmento molar. O seu comprimento é de 3-4mm na mandíbula e 4-5mm na maxila. A curva de terceira ordem é dada na junção do segmento molar com o segmento vertical posterior para evitar o impacto na gengiva.

C. Segmento vestibular...

É formado pela colocação de uma curva de ângulo recto na parte inferior do segmento vertical posterior. O fio passa em antero-inferior ao longo da margem gengival. Não deve haver interferência com a gengiva.

D. Segmento vertical anterior

O seu comprimento é de 4-5mm na mandíbula e 5-8mm na maxila. O seu comprimento depende da profundidade do vestíbulo, do desenho do aparelho fixo.

E. Segmento incisal -

Encontra-se passivamente entre parênteses de antenas. Quaisquer irregularidades nas antenas superiores/inferiores devem ser corrigidas antes de se colocar o arco utilitário usando fios de nivelamento seccional como .0175" coaxial seguido por O.O16"*0.022" elgiloy azul.

Instrumentos utilizados para o fabrico

A - 142 alicate de dobra de arco de laço

B - Alicate de Weingart com ponta estreita C - Alicate de dobra em laço

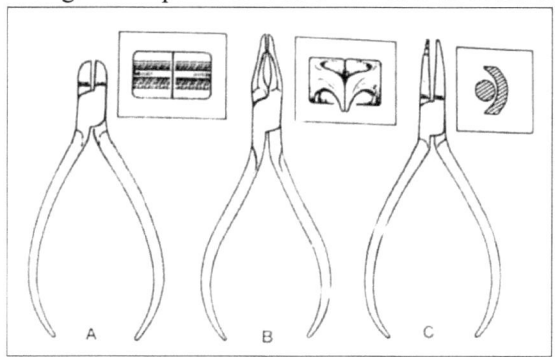

Selecção do fio...

Cobalto cromado - Elgiloy azul é preferido para o fabrico porque o...

1. É facilmente manipulável.

2. Os laços podem ser facilmente formados.
3. Nenhum tratamento térmico é feito, uma vez que as forças geradas são muito melhoradas após o tratamento térmico.
4. A baixa quantidade de força de 60g é aplicada como defendido por Bench.

O fio alternativo para o fabrico pode ser de 0 liga de titânio.

Tamanho
Com slot de 018" -
Arco mandibular - 0,016' 0,022". 0,01(6' 0,016".
Arco maxilar - 0.016'*0.022"
Com slot 022" -
0.019" *0,019" em qualquer dos arcos
O fio **rectangular** é preferido devido a -
1. Melhor controlo do binário
2. Previne a inclinação indesejada

Comprimento médio - 30-35mm
Exercer 2000g-mm de momento sobre o segmento molar.
Cada lado recebe 65g de força de intrusão.

Arco utilitário de intrusão

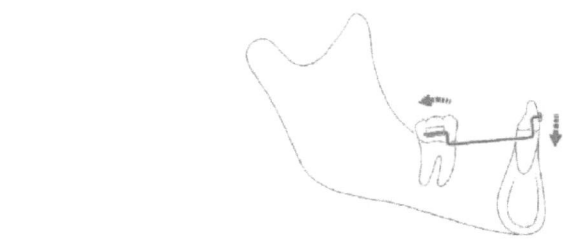

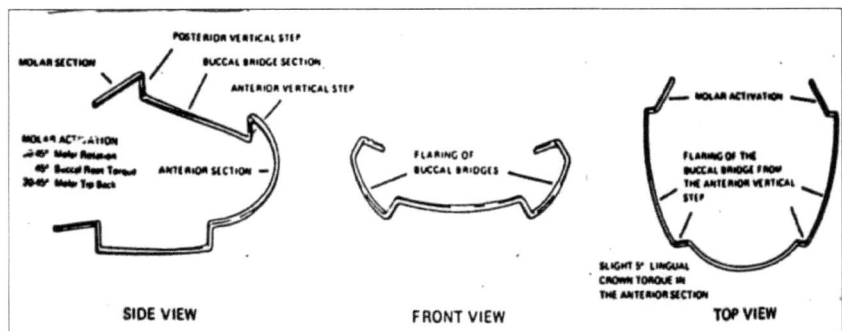

O desenho do arco de utilidade é ditado pelas exigências de força leve e contínua. O princípio do braço de alavanca longo dos molares aos incisivos é aplicado para produzir este efeito. O arco de utilidade mandibular é descido para evitar a interferência das forças de oclusão que o distorcerão.

A secção da ponte bucal é queimada para evitar a irritação do tecido em frente dos degraus verticais à medida que o arco se aproxima do tecido e os incisivos são intrudidos. Exerce uma força de 60- 100g para baixar os incisivos

Fabrico-

1. O degrau vertical posterior deve ser pisado contra o tubo molar, a fim de evitar a flexão por forças de oclusão e de efectuar melhores movimentos molares e incisivos.

2. O degrau vertical anterior deve ser extrudido muito para além dos parênteses laterais dos incisivos para permitir o desbaste e alinhamento dos incisivos.

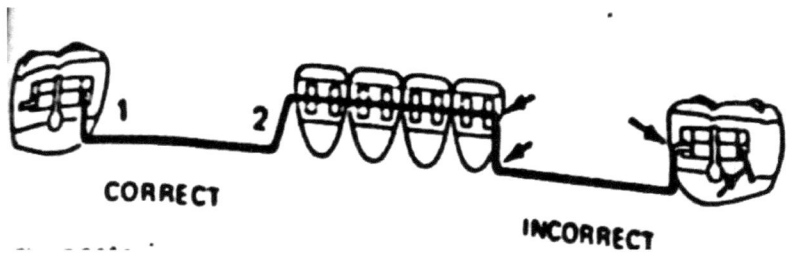

3. Os degraus verticais anteriores e posteriores devem ter apenas 5mm de altura e podem ser fabricados com bicos de um alicate Howe.

4. Os tamanhos dos arcos inferiores de utilidade são concebidos pelo comprimento das secções bucais e anteriores i.e. 25, 30, 25. Uma vez que os tamanhos são medidas padrão, prestam-se à pré-fabricação.

5. Uma pequena torre tomando . 016"*.016" arame irá estabelecer forma de arco na secção anterior. Devido à flexibilidade do arame mais pequeno, torna-se necessário um contorno excessivo.

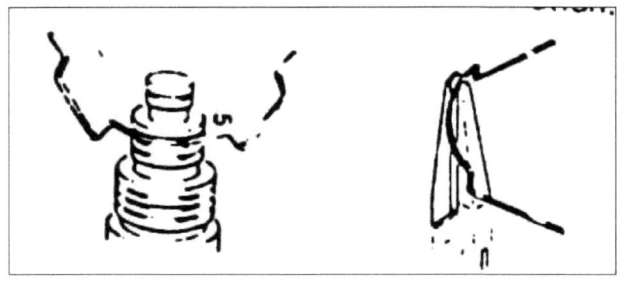

6. O alicate de contorno é utilizado para produzir contorno adicional na secção anterior.
7. A secção anterior contorna a forma ideal do arco anterior.
8. A secção da ponte bucal descida tem um contorno bucal que se afasta do alvéolo e actua como um pára-choques contra o músculo bucinador e as bochechas no vestíbulo inferior.

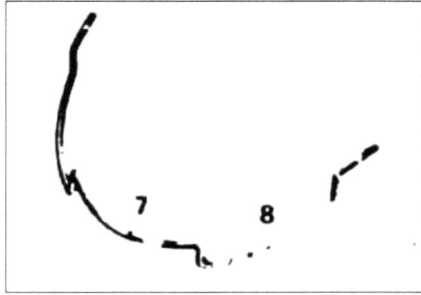

9. A secção da ponte bucal é queimada para fora, enquanto se segura a secção anterior com um alicate Howe.
10. Através da queima da secção da ponte bucal no degrau vertical anterior, o degrau vertical posterior é também queimado buccalmente e estabelece o torque de raiz bucal de 45° necessário na secção molar.
11. Um ligeiro torque da coroa lingual de 0° a 5° pode ser estabelecido na secção anterior no momento em que as secções bucais são queimadas, como na ilustração nº 9.
12 O degrau vertical posterior é bucal para evitar a gengiva do tecido para o tubo molar.
13. A secção molar que se estende para os tubos molares tem um torque de raiz bucal de 45°, rotação lingual de 30° a 45°distal com 30° a 45° de ponta para trás.

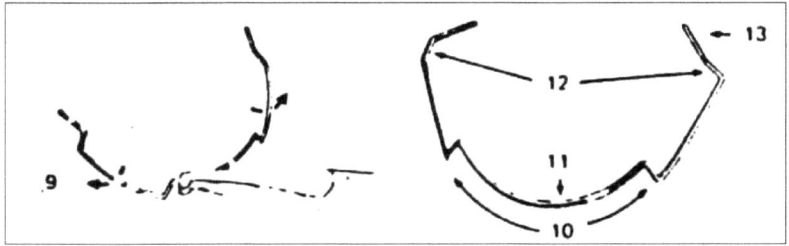

Efeitos globais...
1. Intrusão de incisivos
2. Torqueamento dos incisivos inferiores
3. Recuo de molares que podem ajudar na correcção simultânea da relação molar de Classe II.
4. Contracção e/ou expansão da largura inter-molar por estreitamento e/ou alargamento do fio do arco.

Activação-
B em figura

Para retracção, agarrar o arco com alicate distal ao tubo molar, puxar e virar o segmento gengivalmente. Deve-se ter o cuidado de que o fio saliente não deve invadir a gengiva e/ou a bochecha. Este tipo de activação impede a proclinação durante a intrusão.

C em figura

Para intrusão...
1. Ligar o arco nos parênteses dos incisivos
2. Curva de empena dirigida oclusivamente na parte posterior do segmento vestibular do arco com alicate formador de laço
3. Evita a inclinação indesejada de molares

No arco superior pode ser dado um arco transpalatal para reduzir a inclinação.

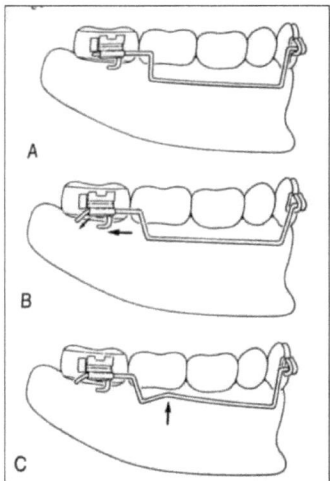

Fig. A- Arco de utilidade passiva, B- Arco de utilidade activado para retracção, C- Arco de utilidade activado para intrusão.

Bancada em 1988-
Defendeu o método alternativo de activação que envolve a curva de retorno da ponta no segmento molar. Faz com que o segmento incisal se encontre no sulco vestibular. A força intrusiva é criada quando o arco é colocado nos parênteses. Este tipo de activação cria um momento que permite a intrusão do braço de alavanca nos incisivos inferiores.

Bench et al em 1978, Bench em 1988
Defendeu a colocação do torque da raiz vestibular no molar inferior para ancorar as raízes dos molares no osso cortical. Este tipo de activação produz um torque de coroa lingual que é contrabalançado por uma expansão de 10mm na região molar durante a fabricação.

Problemas clínicos

1. Tecidos macios -

O segmento vestibular pode invadir os tecidos gengivais resultando em irritação dos tecidos e acumulação de tecido fibroso. Isto causa desconforto ao paciente. A manga do pára-choques (manga transparente/cinza) pode ser usada para proteger os tecidos das bordas do fio e prevenir a irritação.

2. Os laços se estendidos demasiado para a área vestibular podem causar irritação severa. A cera após a sua inserção é dada para ajudar no período de arrombamento após a sua inserção.

UPPER ARCH
É semelhante ao arco de utilidade inferior com as seguintes diferenças.

1. Tem um arco e um vão maiores.
2. Quatro antenas têm maior massa radicular e, portanto, são necessárias forças intrusivas ligeiramente maiores.
3. Vestíbulo mais alto, passo vertical mais alto.

Outras considerações...
1. O arco de utilidades é plano até ao plano oclusal.
2. Pode ser colocada uma ponta distal de 45° e uma rotação distal ligeiramente mais uniforme até 30°.
3. É dada uma ligeira expansão bucal na região posterior.
4. O degrau vertical anterior pode ser mantido muito para além do suporte lateral dos incisivos para ajudar no desbaste e alinhamento dos incisivos.
5. Com alicate de contorno, é dado um contorno adicional especialmente útil quando existem loops horizontais.
6. Na secção de ponte bucal, o contorno bucal é dado de tal forma que o arco se afasta do alvéolo e actua como pára-choques contra o bucinador e as bochechas.
7. Ligeiro torque da coroa lingual de 0-5° na secção anterior que ajuda a manter as raízes afastadas do córtex lingual permitindo uma melhor intrusão.

Activação-
14. A seta indica o torque de raiz bucal de 45° que é colocado na secção molar. Este binário é estabelecido automaticamente quando a secção da ponte bucal é queimada bucalmente.
1 5 A seta indica a rotação molar de 30° a 45°distal colocada na secção molar.
16. A seta indica a ponta traseira de 30° a 45° que é colocada na secção molar para efectuar a verticalização do molar e a intrusão dos incisivos.

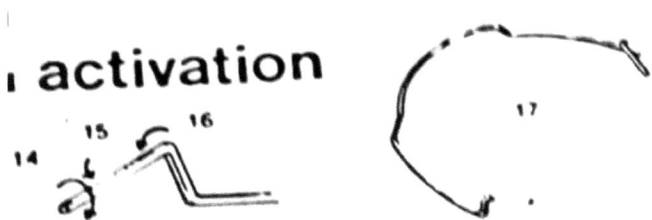

17. A visão posterior do arco de utilidade inferior demonstra que a activação total que está presente deve-se à singularidade do seu desenho e às características da sua construção. O estampido da ponte bucal impede que os degraus verticais se sobreponham ao tecido que cobre a eminência canina. E, ao mesmo tempo, coloca torque na região molar.

Colocação -
18. Após a colocação do arco de utilidade inferior "activado" nos tubos molares inferiores, a secção anterior repousará na parte inferior do sulco labial. Quando é elevado ao nível dos suportes dos incisivos, deve medir 50-75g de força. Esta força é dirigida para intruir os quatro dentes dos incisivos inferiores.
19. A fim de permitir que o molar se levante, o fio deve estender-se através do tubo molar e não deve ser dobrado para distal ao tubo. Isto impede que a coroa se levante.
20. O passo vertical posterior não deve ser avançado à frente do tubo molar, uma vez que será distorcido pelas forças de oclusão e desviará o controlo do binário molar.
21 Um ligeiro torque da coroa lingual de 0-5° na secção anterior ajuda a manter as raízes afastadas do osso cortical lingual do planum alveolare e permite uma melhor intrusão dos incisivos.

Finalidade e Utilização
1. A elevação e a inclinação distal do molar permite a manutenção do espaço E e aumentar o comprimento do arco em oclusão bucal permitindo a erupção de bicúspides.
2. Rotação distolingue - Posiciona o molar inferior para receber bem o molar superior rotacionado e é um factor crítico na relação molar. É um factor vital para terminar a oclusão bucal.
3. Torque da raiz bucal dos molares que é a base da ancoragem cortical.

A extensão óssea cortical da crista oblíqua externa é o suporte normal para os dentes do segmento vestibular inferior. Tweed observou que "a melhor unidade de ancoragem é um dente não perturbado" e os clínicos há muito que falam em manter as cúspides linguísticas dos segmentos vestibulares para baixo, a fim de melhorar a sua posição de ancoragem. As secções cranianas demonstram amplamente que os molares inferiores, bicúspides e mesmo os caninos têm a porção vestibular das suas estruturas radiculares suportadas pelo osso cortical da crista oblíqua externa. Os biólogos demonstraram que o movimento dentário através deste osso cortical denso é retardado ou retardado pela falta de fornecimento de sangue, o que diminui as características de reabsorção.

4. Intrusão de incisivos

Ligeiro torque lingual da coroa e baixa força contínua necessária. Isto ajuda a nivelar a oclusão bucal funcional.

5. Retracção/Avanço

Permite que os incisivos sejam retraídos/avançados por várias modificações.

6. Os laços horizontais T/L facilitam o alinhamento da dentição em massa.

Alicate utilizado para activação...
1. Alicate formador de laços
2. Alicate de três pontas

Ajustamentos intra-orais

Normalmente, os ajustamentos intra-orais são feitos na segunda ou terceira nomeação após a colocação inicial do arco de serviço e só são feitos se a activação original não for suficiente. Devido à natureza seccional do arco utilitário inferior e à relativa flexibilidade do fio azul Elgiloy, são possíveis ajustamentos intra-orais ao arco para reactivar os movimentos desejados.

O alicate mais frequentemente utilizado para iniciar ajustes intra-orais é o alicate grande Tweed (três níveis). Atenção e cuidado especiais devem ser exercidos a fim de manter um controlo adequado dos incisivos e molares. Ajustes impróprios podem facilmente distorcer a aplicação global do próprio fio.

Como princípio geral, o ajustamento intra-oral deve ser feito em paralelo ou perpendicular à secção que está a ser reactivada. Isto irá manter a acção no mesmo plano e não irá desviar o torque original no fio.

A activação na área molar é feita perpendicularmente à secção molar quer no degrau vertical posterior quer adjacente à mesma na ponte bucal. O alicate deve ser aplicado a partir de uma direcção posterior de modo a ficar num ângulo de 90° com a secção molar. A figura demonstra a localização ideal de ajustes intra-orais para reactivar o arco de utilidade mandibular.

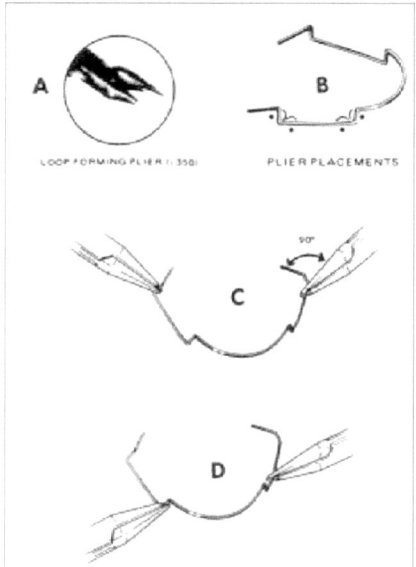

Fig. Um alicate Tweed grande (A) é utilizado para fazer ajustes intra-orais.

Colocações de alicates (B). Para aumentar efectivamente a intrusão, o alicate é colocado nos molares (C). Para alterar o torque, a colocação do alicate é nos incisivos

É importante reconhecer o impacto da altura do degrau na reactivação do arco de utilidades. Quando a altura do degrau vertical é de 5mm ou mais e é feita uma curva de reactivação no braço bucal (Fig.), à medida que o basculamento é aumentado, o degrau vertical posterior, na sua essência, pode recuar e aumenta o comprimento efectivo do próprio fio.

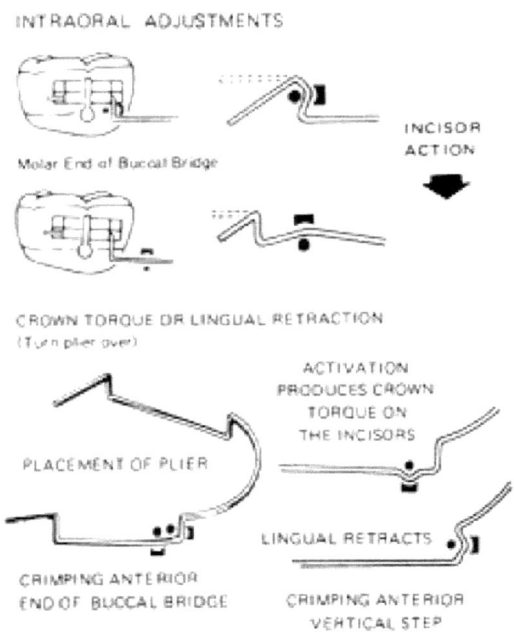

Fig. Ajustes intra-orais

Com o passo vertical posterior de 5mm, isto resultará normalmente num avanço dos incisivos inferiores de aproximadamente 2mm por lado ou um movimento de 2mm para a frente na borda incisal. Ao reduzir a altura do degrau para 3mm, a quantidade de aumento no comprimento do arco é cortada para 1mm por lado ou 1mm de avanço dos incisivos inferiores.

Deve reconhecer-se que os ajustes intra-orais, embora sejam bastante eficientes na reactivação dos efeitos intrusivos do fio, na maioria das vezes resultam num avanço dos incisivos inferiores. As activações intra-orais devem ser abster-se onde é crítico evitar o avanço dos incisivos inferiores.

Aumentar a quantidade de tipback por uma curva de activação intra-oral directamente no próprio degrau vertical pode efectivamente aumentar o momento intrusivo do arco sem aumentar o próprio comprimento do arco. Como as curvas intra-orais são tipicamente colocadas com o fio atado, a simetria das costas das pontas pode ser mantida de uma só forma. Se o alicate Tweed for fechado no arame sem utilizar o seu fecho mecânico completo, o resultado habitual é uma assimetria na activação.

Ajustamentos de Incisivos

Os ajustes intra-orais da secção incisiva devem ser feitos no degrau vertical anterior ou directamente adjacentes na ponte bucal. Estes ajustes na secção anterior devem ser feitos paralelamente ao contorno anterior. Para realizar este ajuste, o alicate deve ser colocado a partir da direcção posterior, a fim de paralelizar o contorno da secção anterior.

É de notar que a activação mais próxima dos próprios incisivos resulta numa alteração do binário, enquanto as activações mais próximas dos molares resultam numa alteração da quantidade de pressão intrusiva.

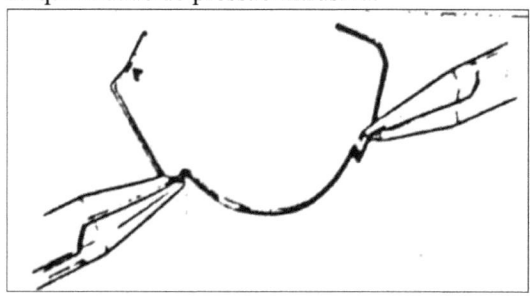

Os autores sentem que é importante aprender os cuidados e o controlo do arco de utilidade mandibular sem ajustamentos intra-orais antes da reactivação intra-oral ser conduzida. É, contudo, um mecanismo extremamente útil para a reactivação do arco de utilidade mandibular sem tempo indevido de cadeira.

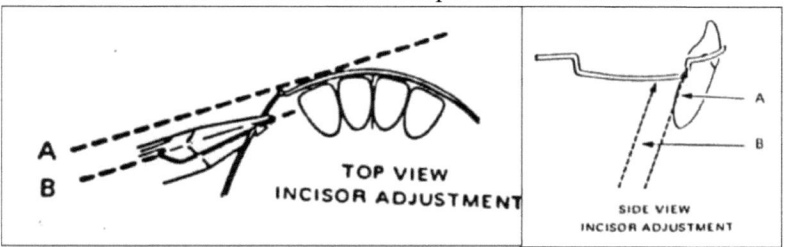

CARACTERÍSTICAS CRÍTICAS...

1. 30-45°- tipback na região molar
2. 30-45° de rotação lingual distal na região molar
3. 45° de torque de raiz bucal na região molar inferior
4. O degrau vertical posterior deve ser pisado contra o tubo molar
5. O arame em arco estende-se através de tubo molar permitindo que fique em

pé
6. Ligeiro torque da coroa lingual de 5-10° na secção anterior
7. Queima bucal da secção da ponte bucal a partir do degrau vertical anterior que queima o degrau vertical posterior e estabelece um binário de 45° na secção molar
8. Secção anterior suficientemente afastada do suporte lateral para o alinhamento dos incisivos.

FUNÇÕES
1. **Posições molares para Ancoradouro Cortical**
a. Rotação distolingue dos molares inferiores.
b. Retirada de molares inclinados/estipados.
c. Raízes molares de torção bucal sob cumeeira oblíqua de osso cortical.
2. **Manipulação e alinhamento do segmento dos incisivos**
a. Intrusão/extrusão de incisivos até ao nível da oclusão de funcionamento bucal.
b. Avanço/retracção de incisivos, quer em casos de expansão quer de extracção.
c. Nivelamento e controlo rotacional dos dentes incisivos individuais.
d. Controlo da inclinação axial por torção labial/raiz linguística.
3. **Estabiliza o arco inferior**
a. Actua para manter a estabilidade do arco durante a intrusão canina.
b. Permite a utilização de mecânica de arcos segmentados com retracção cúspide contra a ancoragem de todos os outros dentes.
c. Estabiliza o arco inferior dos elásticos de Classe II até aos arcos superiores segmentados ou de utilidade.
d. Permite a rotação e o alinhamento dos dentes no segmento vestibular.
4. **Papéis e funções fisiológicas**
a. Utilizar ancoragem muscular - pára-choques labial
b. O braço bucal actua como pára-choques-bochechas - expansão da oclusão bucal.
c. Efeito activador ao eliminar as interferências proprioceptivas para os incisivos inferiores.
d. Permite a erupção dos dentes vestibulares através da remoção de interferências funcionais.
e. Corrige a sobremordida antes do sobressalto, evitando assim a interferência de incisivos.
5. **Papel do excesso de tratamento para facilitar a estabilidade durante a retenção**
a. Permite uma relação fim a fim em caso de mordedura profunda como um tratamento excessivo em casos de mordedura profunda, casos de jacto

excessivo.

b. Tratamento excessivo da oclusão bucal e da relação cúspide na técnica de arco segmentado.

c. Tratamento excessivo das rotações em oclusão bucal - uma vez que os molares e incisivos estão estabilizados.

6. Papel na Dentição Mista...

a. Permite o alinhamento dos incisivos e o controlo dos molares durante a transição para a dentição permanente completa, contornando a oclusão bucal caducifólia.

b. O enfaixamento dos segundos molares decíduos inferiores permite o tratamento precoce dos problemas de mordedura profunda.

c. Permite uma melhor erupção do primeiro molar atrás de molares decíduos erectos

d. Permite a erupção distal do segundo bicúspide inferior

e. Permite a correcção rotacional de pré-molares e caninos durante a erupção

f. O alinhamento e intrusão dos incisivos pode ser realizado a partir de molares decíduos, poupando molares permanentes para posterior colocação de bandas.

Modificações de Design do Arquivo de Utilidade Básica

O arco utilitário é um aparelho útil no progresso do tratamento para manter o controlo de torque, inclinação dos dentes e intrusão dos incisivos ao longo da terapia. Com qualquer abordagem à mecânica, os procedimentos iniciais de abertura da mordida são muitas vezes seguidos por um aprofundamento da mordida à medida que os incisivos se extrudem durante o fechamento do espaço e/ou a ponta dos molares e bicúspides devido às forças de oclusão. As modificações do arco de utilidade inferior são também bastante benéficas no avanço ou retracção dos incisivos inferiores.

Ao incorporar simplesmente sistemas de laço no arco utilitário básico, a sua função pode ser grandemente melhorada como um sistema de entrega de força que define o movimento dos incisivos e molares em todos os planos do espaço. Algumas das variações típicas do arco de utilidade mandibular que são utilizadas durante a terapia.

Arco de Utilidade de Expansão

O mesmo que o arco de utilidade básica, excepto que move os incisivos para a frente. O degrau vertical posterior deve ser contra o tubo bucal.

Força: 1mm - 85g
      2mm - 140g
      3mm - 205g

O laço é colocado dentro ou atrás do degrau vertical anterior quando os incisivos devem ser avançados.

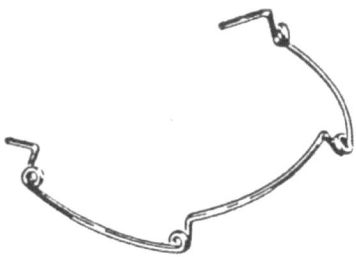

Arco de Utilidade de Contracção

O arco utilitário com laços helicoidais é utilizado para retrair os incisivos. O passo posterior deve ser 5mm ou mais à frente do tubo bucal para permitir o movimento distal dos incisivos.

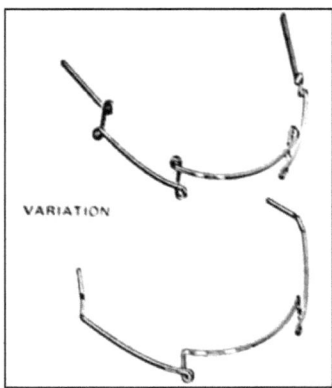

Fig. Arco de Contracção Utilitária

O laço é colocado à frente do passo anterior ou vertical quando os incisivos devem ser retraídos. O laço no canto inferior do degrau vertical é colocado à frente ou à frente do degrau, quando os incisivos devem ser retraídos. Isto exerce uma força para retrair os incisivos num arco de contracção.

Arco utilitário com laços de T/L
É utilizado para rodar e nivelar os incisivos. A altura dos laços horizontais L ou T deve ser mantida entre 7 e 5 mm a fim de evitar a iniciação do tecido no sulco do lábio inferior. Os anéis horizontais permitem flexibilidade e encaixe total do suporte para alinhamento e intrusão.

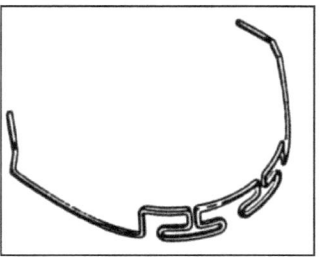

Fig. Arco utilitário com laços em T/L

Arco de Contracção/Avançado Utilitário

Um laço vertical colocado ao longo da ponte bucal tem a facilidade de ser ajustado intra oralmente para expandir ou contrair o arco. Quando colocado em frente das cúspides inferiores, é útil na sua intrusão, ligando elásticos ao suporte das cúspides.

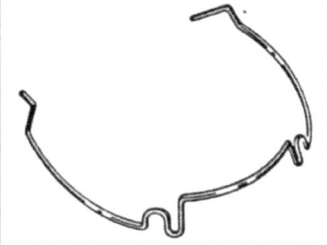

O papel do arnês cervical e do arco inferior de utilidade no controlo da dimensão vertical.

Este estudo15 foi realizado para avaliar as mudanças de tratamento nos parâmetros esqueléticos e dentários em pacientes em crescimento. A amostra consistiu em 24 sujeitos com maloclusão de Classe II Divisão 1. Metade dos pacientes foi tratada apenas com aparelho extrabucal cervical (grupo C, n = 12), e a outra metade recebeu uma combinação de aparelho extrabucal cervical e arco de utilidade inferior (grupo CU, n = 12). Os grupos de tratamento foram comparados com um grupo de controlo sem tratamento correspondente (n = 12). O arnês cervical foi utilizado com um arco interno expandido e uma curva de 15 a 20 graus para cima do arco externo mais longo, usado 12 a 14 horas por dia, com uma força de 450 a 500 g por lado. O arco de utilidade inferior foi concebido como descrito na técnica Bioprogressiva. As alterações de tratamento foram avaliadas em radiografias cefalométricas laterais.

O aparelho extrabucal cervical produziu uma correcção de Classe II através de alterações ortopédicas e ortodônticas maxilares. A altura da face anterior aumentou mais nos grupos de tratamento do que no grupo de controlo. Os grupos de tratamento também apresentaram aumentos estatisticamente significativos na altura do ramo. Devido a estes efeitos, a orientação do plano mandibular manteve-se relativamente inalterada. Não houve rotação de abertura da mandíbula nos grupos de tratamento. O arco de utilidade inferior produziu intrusão e inclinação lingual dos incisivos mandibulares e inclinação distal sem extrusão dos molares mandibulares. Os grupos de tratamento mostraram descidas anteriores significativas do plano palatino. A extrusão total dos molares superiores produzidos pelo tratamento com aparelho extrabucal cervical foi uma média não superior a 1 mm em comparação com o grupo de controlo. O arco de utilidade não parecia influenciar a resposta rotacional mandibular.

Arco de Intrusão de Connecticut

A correcção da sobremordida profunda em conjunto com uma relação molar de Classe II pode ser realizada por intrusão anterior, extrusão posterior, ou uma combinação de ambas. A decisão deve ser baseada na posição ideal dos incisivos, considerando as relações entre os lábios e os dentes e a dimensão vertical inferior. Embora numerosos métodos tenham sido descritos para a intrusão de incisivos, Begg, Ricketts, e Burstone empregam o mesmo princípio básico: curvas de inclinação nos molares para fornecer uma força intrusiva aos incisivos. Os materiais de arame utilizados para a intrusão nestas técnicas são diversos, mas todos reconhecem a necessidade de uma força leve e contínua.

As ligas de níquel titânio são actualmente os materiais de eleição para fornecer forças leves e contínuas sob grandes activações. Estas ligas têm elevada memória e baixas taxas de deflexão de carga, produzindo pequenos incrementos de desactivação ao longo do tempo e reduzindo assim o número de marcações de reactivação. Arco de Intrusão de Níquel Titânio Connecticut (CTA) é uma combinação de arco de utilidade e arco de intrusão convencional desenvolvido por Ravindra Nanda e colaboradores. [16]

Desenho de aparelhos

A CTA é fabricada a partir de uma liga de níquel titânio para proporcionar as vantagens da memória de forma, do retorno de mola e da distribuição de força contínua e leve. Incorpora as características do arco de utilidade, bem como as do arco de intrusão convencional. O CTA é pré-formado com as curvas adequadas necessárias para uma fácil inserção e utilização.

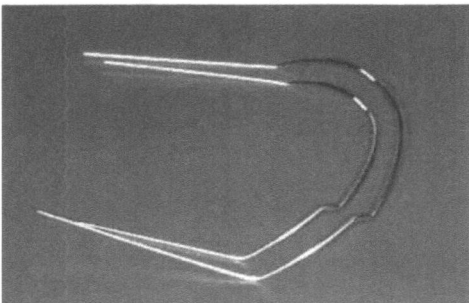

Estão disponíveis dois tamanhos de fio: .016" x .022" e .017" x .025".
As versões maxilar e mandibular têm dimensões anteriores de 34mm e 28mm, respectivamente. A dimensão anterior é o comprimento do fio entre a distal do bypass e os incisivos laterais. A dimensão posterior é o comprimento do fio entre cada desvio e a curva de inclinação do mesmo lado.

Dimensões dos Arcos de Intrusão Preformados de Connecticut -

	CTA Maxilar	CTA mandibular
Dimensão Anterior	34mm	28mm
Dimensão Posterior : Longo (sem extracção)	22mm	22mm
Dimensão Posterior : Curta (extracção e dentição mista)	15mm	15mm

Embora na maioria dos casos o fio não esteja directamente ligado às ranhuras do suporte, a dimensão do fio anterior é adequada para o permitir. O desvio, localizado distalmente aos incisivos laterais, está disponível em dois comprimentos diferentes para acomodar casos de extracção, não extracção, e dentição mista.

Mecânica -

A entrega de força é devida à curva em V calibrada para entregar aproximadamente 40-60g de força. Ao ser inserida, a curva em V encontra-se mesmo à frente dos parênteses molares.

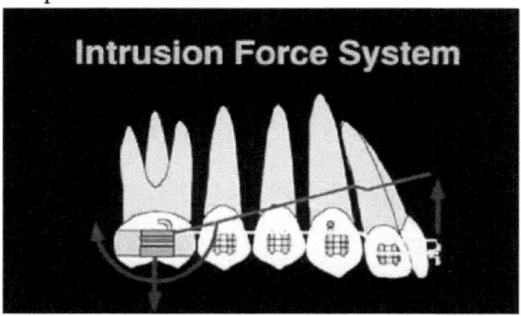

Quando o arco é activado, o sistema de força simples resulta em força vertical para a região anterior e um momento na região posterior. A intrusão de incisivos requer cerca de 50g de força dirigida apicalmente ao longo do centro de resistência. Embora a CTA seja calibrada para este fim, ligeiras diferenças na colocação podem alterar o sistema de força durante a activação.

O momento criado no molar também variará, de acordo com a quantidade de força nos incisivos multiplicada pela distância aos molares. Estas pequenas alterações podem ser medidas com um calibre de mola quando o arco é inserido, e os ajustes necessários podem ser feitos para assegurar a entrega adequada da força. Espera-se um mm de intrusão de seis em seis semanas. É importante estar atento aos efeitos secundários nos molares, e utilizar o arnês para contrariar estes efeitos e corrigir as posições das raízes molares, conforme necessário. A conformidade do paciente não é geralmente um problema, uma vez que o arnês é usado apenas durante alguns meses.

Intrusão de Incisivos...

Um arco puro de intrusão teria um ponto de contacto nos incisivos. A inserção do fio nos suportes dos incisivos, contudo, tenderá a queimar os incisivos, o que pode ou não ser desejável. Durante a intrusão dos incisivos queimados, o ponto de aplicação de força da CTA é anterior ao centro de resistência, que queimará ainda mais os incisivos, a menos que o comprimento do fio entre eles e os molares seja fixo.

Uma cinch-back apertada é um tubo distal a molar, evitando o deslizamento de arame para a frente - evitará a queima dos incisivos

A curva Cinch-back pode ser colocada de várias maneiras:
1. Incendiar as extremidades do fio, permitindo depois o seu arrefecimento para uma dobragem fácil
2. Agarrar arame com um director de ligadura e torcê-lo bruscamente
3. Usando um alicate de dobra distal ou cinch-back
4. Adição de ganchos de amarração (ganchos cirúrgicos ou anilhas de engaste, fixados por ligaduras)

Correcção Molar de Classe II Simultânea

O CTA é ideal para intrusão simultânea e correcção molar de Classe II. A curva em V mesial aos molares corrige uma relação molar de Classe II, inclinando os molares distalmente. Este efeito de inclinação pode ser maximizado se a ancoragem posterior for reduzida. Se não for desejada nenhuma intrusão de incisivos, o grupo de ancoragem anterior pode ser aumentado através da extensão da secção anterior do fio até aos caninos. Se os pré-molares entraram em erupção e precisam de ser deslocados para distal, ligá-los aos molares. O basculamento do CTA evitará qualquer deslocamento anterior dos molares.

Um arnês de alta tracção, com o arco exterior acima do centro de resistência dos molares superiores, pode ser utilizado para erguer as raízes molares enquanto se mantém a correcção de Classe II.

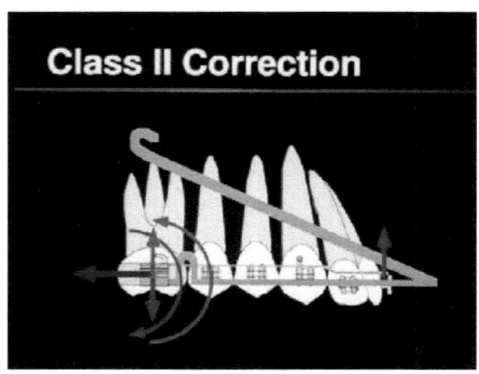

Fig. Sistema de força criado pelo CTA e arnês de alta tração. O sistema de força CTA consiste em força intrusiva nos incisivos, força extrusiva nos molares, e coroas molares de ponta de momento distalmente. O arnês produz força intrusiva nos molares e momento, permitindo o movimento distal da raiz. A seta mais grossa representa a força distal combinada da CTA e do arnês nos molares.

Flaring Incisor
Em pacientes com incisivos verticais ou com inclinação linguística, a AIC pode ser utilizada para queimar os incisivos sem quaisquer efeitos secundários nos dentes adjacentes. Se a AIC não for cinzenta para trás, deslizará para a frente através do tubo molar, e os incisivos inflamar-se-ão. O envolvimento total nos braquetes dos incisivos criará um momento de torque de raiz lingual que queimará ainda mais os incisivos. Uma arruela de engaste ou um avanço de paragem pode ser adicionado, mas a baixa taxa de flexão forçada do fio de níquel titânio permite um efeito semelhante com a sua força suave e protrusiva contra os incisivos. Para uma queima máxima, amarrar o CTA directamente nos suportes dos incisivos.

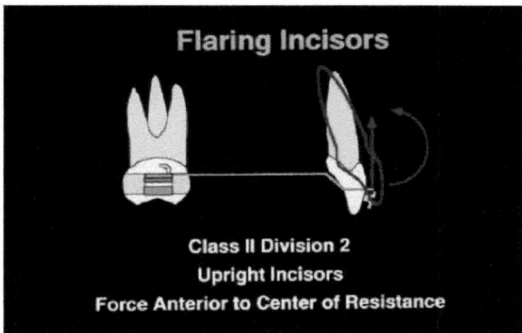

Fig. Sistema de força para queima de incisivos. O CTA não é cinzento para trás, e pode ser ligado directamente a suportes de incisivos para máxima queima de incisivos.

Extrusão de pequenas mordeduras abertas/extrusão de incisivos

A configuração inversa do arco de intrusão como arco de extrusão é uma aplicação óbvia que não é comumente utilizada, em parte devido aos efeitos secundários sobre os molares. Quando o CTA é inserido de cabeça para baixo, a parte anterior do fio encontra-se oclusal aos incisivos. Isto extrudirá os incisivos enquanto cria um momento de inclinação mesial e uma força intrusiva nos molares. A força intrusiva nos molares é desejável, mas raramente significativa clinicamente. A inclinação mesial é geralmente indesejável, uma vez que pode agravar uma mordida aberta. Para contrariar este efeito secundário, pode ser utilizado um arnês de alta tracção, ou os pré-molares podem ser incorporados no segmento posterior.

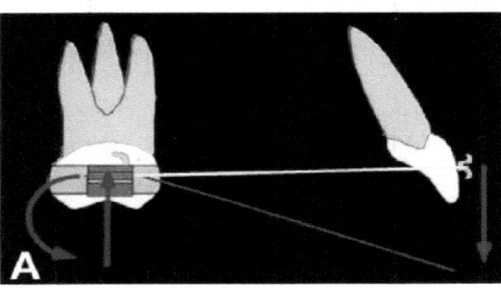

Fig. A. Sistema de força para extrusão de incisivos, com CTA é inserido entre parênteses molares de cabeça para baixo. As forças verticais mostradas são ideais para a correcção de pequenas mordeduras abertas

Inserir o CTA de cabeça para baixo, com o ápice da curva em V apontando gingivalmente e as pernas posteriores entrando directamente nos tubos molares ou nos tubos auxiliares molares. Amarrar a CTA incisal ao segmento anterior nos incisivos laterais e entre os incisivos centrais.

Correcção do Canto Oclusal Anterior

Para a extrusão de incisivos, colocar a AIC com a curva em V a apontar gingivalmente. Para a intrusão de incisivos, colocar a AIC com a curva em V a apontar incisivamente. Amarrar a AIC apenas aos parênteses dos incisivos a serem nivelados. Para correcção de uma canção anterior, utilizar um segmento de fio 2-2, e amarrar a AIC apenas ao lado a ser corrigido.

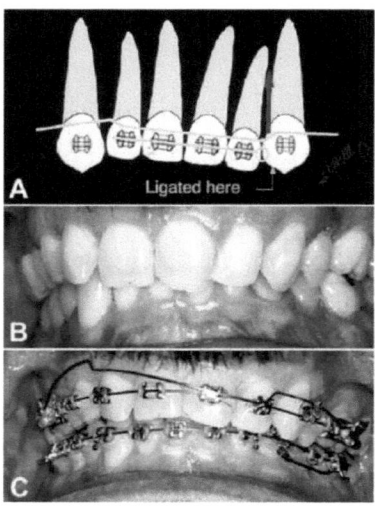

Fig. A. Sistema de força para correcção da calota anterior do plano oclusal, usando a ligadura assimétrica da CTA.
B. Paciente com cancro oclusal anterior antes do tratamento. C. CTA usando a mecânica mostrada em A.

O Arco de Intrusão de Connecticut é um fio multifuncional que é pré-formado a partir de níquel titânio e fornece o alto desempenho e as vantagens mecânicas destas ligas. Embora a intrusão de incisivos seja a sua aplicação mais comum, várias outras funções podem ser facilmente desempenhadas com apenas pequenas modificações.

O CTA permanecerá activo a um nível de força constante durante um longo período de tempo, permitindo longos intervalos entre marcações e eliminando virtualmente a necessidade de ajustamentos.

A sua simplicidade de concepção e exigência mínima de hardware auxiliar fazem dele um complemento ideal para o armamentarium do clínico ocupado.

Efeitos Intrusivos do Arco de Intrusão de Connecticut e do Arco de Intrusão de Utilidade.

O objectivo deste estudo17 era examinar e comparar os efeitos de dois arcos diferentes, o Arco de Intrusão de Connecticut (CIA) e o Arco de Intrusão de Utilidade (UIA).

Um total de 20 pacientes (15 raparigas e 5 rapazes) com más oclusões de Classe I ou Classe II com mordedura profunda foram divididos em dois grupos. Os cefalogramas laterais foram obtidos antes do tratamento e após a intrusão dos incisivos superiores.

A avaliação estatística dos cefalogramas laterais revelou que os incisivos superiores foram intrudidos e salientes, os primeiros molares superiores foram extrudidos, e os incisivos inferiores foram salientes em ambos os grupos. Devido à extrusão dos molares, as alturas faciais anterior e posterior aumentaram. Foi determinado que ambas as mecânicas eram eficazes na intrusão dos dentes anteriores. Devido às alterações dentárias, o plano oclusal revelou uma rotação anterior em ambos os grupos. O lábio superior sobressaía em ambos os grupos.

A CIA e a UIA são ambas eficazes na intrusão de incisivos e podem ser utilizadas com sucesso no tratamento da sobremordida profunda. A extrusão de molares aumentou as alturas faciais anterior e posterior, pelo que deve ser utilizada uma mecânica de ancoragem adicional para minimizar este efeito em doentes dolicofaciais. Os efeitos esqueléticos, dentários e dos tecidos moles dos aparelhos são quase os mesmos. Sendo a última geração de aparelhos de intrusão, a CIA é feita de NiTi super elástico e fornece uma alternativa para o tratamento da sobremordida profunda. Não tem qualquer efeito diferente do da UIA, mas sendo um aparelho pré-fabricado, reduz o tempo de cadeira, o que é uma vantagem tanto para o paciente como para o clínico.

Arco de Intrusão de Três Peças Base

Embora a correcção da sobremordida profunda seja rotineiramente conseguida através da Ortodontia, a necessidade de um diagnóstico cuidadoso e de um plano de tratamento logicamente sequenciado é fundamental para obter resultados óptimos. Situações clínicas envolvendo incisivos queimados com sobremordida profunda podem ser particularmente desafiantes e, portanto, a mecânica deve ser bem planeada.

Características do sistema de intrusão e força desejada em casos com incisivos queimados

A intrusão pura é obtida quando uma força intrusiva actua sobre o centro de resistência de um dente ou de um grupo de dentes. A força intrusiva é normalmente aplicada no braquete do incisivo superior (ou seja, anterior ao centro de resistência do incisivo). Quando a inclinação axial dos incisivos está dentro dos limites normais, um pequeno momento anti-horário é expresso no centro de resistência destes dentes. O arco base da intrusão é normalmente atado de volta aos molares para evitar qualquer queima dos dentes anteriores.

Em situações clínicas em que os incisivos são queimados, a aplicação de uma força intrusiva no braquete tende a exacerbar a inclinação axial destes dentes. Para uma dada quantidade de força intrusiva, a distância perpendicular do ponto de aplicação da força ao centro de resistência aumenta e o momento anti-horário resultante é consideravelmente maior do que na situação descrita anteriormente. A utilização de um arco base de intrusão contínua não é recomendada em tais situações clínicas e foram desenvolvidos diferentes desenhos para ajudar a controlar os efeitos secundários.

Uma forma de dirigir a força intrusiva através do centro de resistência dos incisivos é estender o segmento anterior distalmente aos incisivos laterais e atar o arco de base na posição mesiodistal antecipada do centro de resistência (Figura). A posição vertical das extensões distais do segmento anterior do fio é geralmente posicionada de modo a que a linha de acção da força intrusiva seja dirigida através do centro de resistência dos dentes anteriores.

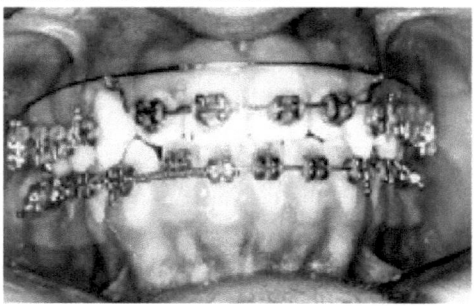

Fig. Vista frontal de um arco de intrusão contínua ligado às extensões distais de um segmento anterior estendido de fio.

O segundo aparelho que permite que a força intrusiva seja dirigida através do centro de resistência dos dentes anteriores é um arco base de intrusão de três peças. [11,18] A quantidade de força intrusiva utilizada para quatro incisivos superiores é tipicamente de 60g na linha média (30g por lado). O mecanismo de três peças também permite redireccionar a força paralelamente ao longo eixo do incisivo e variar a força, se indicada, de um lado para o outro.

Avaliação da posição do centro de resistência

A fim de desenvolver um sistema de força previsível e desejável para intruir os incisivos queimados, é fundamental reconhecer e diagnosticar correctamente a situação clínica e localizar com precisão o centro de resistência dos dentes anteriores.

A decisão de intrusão de incisivos maxilares e/ou mandibulares deve basear-se na quantidade de incisivos maxilares em repouso, no comprimento do lábio superior, no intervalo interlabial em repouso, na gravidade da curva de Spee, e na presença de impingimento palatal. Os objectivos do tratamento visual são úteis na tomada de decisões de planeamento do tratamento relativamente ao posicionamento vertical e antero-posterior dos incisivos e ao nível do plano oclusal.

Os filmes cefalométricos laterais são utilizados rotineiramente no tratamento ortodôntico para fins de diagnóstico e são úteis na determinação do centro de resistência antero-posterior e vertical dos dentes anteriores. O centro de resistência dos quatro incisivos é geralmente estimado a meio caminho entre a crista do osso alveolar e o ápice da raiz do incisivo lateral no plano sagital. Esta informação é utilizada clinicamente para estabelecer o ponto de aplicação da força durante a mecânica intrusiva.

Mecânica de Intrusão-Retracção

O mecanismo aqui descrito utiliza os princípios da técnica do arco segmentado. A mecânica do arco segmentado utiliza diferentes secções transversais de fios num determinado arco, em vez de fios contínuos. A vantagem de utilizar tal abordagem é que é possível desenvolver um sistema de força preciso e previsível entre um segmento anterior (incisivos) e um segmento posterior (pré-molares e molares) permitindo a intrusão pura dos dentes anteriores e o controlo das suas inclinações axiais. O movimento do segmento posterior é também bem controlado. O aparelho descrito permite um bom controlo da magnitude dos momentos e forças entregues. Consequentemente, níveis constantes de força podem ser mantidos e a relação momento/força (M/F) nos centros de resistência facilmente regulável para produzir os movimentos dentários desejados.

Por vezes, forças intrusivas nos dentes anteriores superiores podem ser usadas para inclinar os dentes posteriores para trás enquanto corrigem parcial ou completamente uma relação vestibular de Classe II. O arco de intrusão de três peças enfatiza o uso de forças intrusivas para retracção dos dentes anteriores quando a intrusão é necessária. O mesmo mecanismo com forças mais elevadas pode ser usado para inclinar segmentos vestibulares para trás.

Após cuidadoso diagnóstico diferencial e planeamento, o tratamento é iniciado pelo alinhamento dos dentes incluídos nos segmentos posteriores direito e esquerdo. Após o alinhamento satisfatório dos pré-molares e molares, são colocados fios segmentados passivos (0,017 x 0,025 de aço inoxidável) nos dentes posteriores direitos e esquerdos para estabilização. Um arco transpalatal de aço inoxidável de precisão (0,032 x 0,032) colocado passivamente entre os primeiros molares superiores consolida a unidade posterior que consiste agora em dentes posteriores direitos e esquerdos. Os caninos podem ser retraídos separadamente e incorporados nos segmentos vestibulares ou à esquerda nas suas posições iniciais. O segmento anterior é alinhado com um fio de arco de baixa rigidez. A fase seguinte do tratamento envolverá a intrusão e retracção simultânea do segmento incisivo. Para projectar o aparelho de forma óptima para obter o sistema de força desejado, a posição do centro de resistência dos dentes anteriores pode ser estimada numa película de raios X cefalométrica lateral. Em situações clínicas em que os incisivos estão proclinados, o centro de resistência do segmento anterior encontra-se mais lingual em relação às coroas dos incisivos.

Um arco base de três peças é utilizado para intruir o segmento anterior (Fig.).

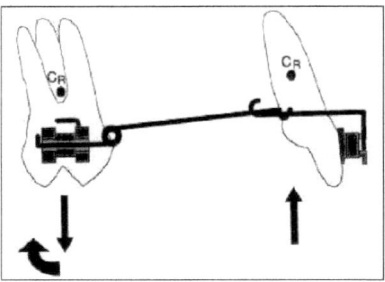

Fig. Representação esquemática de arco base de três peças. O segmento anterior estende-se 2 a 3 mm distal até ao centro de resistência (CR) dos dentes anteriores. A força actua através do centro de resistência

Um segmento pesado de aço inoxidável (0,0)18" 0,0)25" ou maior) com extensões distais abaixo do centro de resistência dos dentes anteriores é colocado passivamente nos braquetes anteriores. As extensões distais terminam 2 a 3 mm distal ao centro de resistência do segmento anterior. A força intrusiva é aplicada com uma mola de 0,017"*0,025" TMA tip-back. O sistema global de força obtido é uma força intrusiva anterior e uma força extrusiva posterior associada ao momento da ponta para trás. O desenho deste aparelho permite o deslizamento de baixa fricção ao longo da extensão distal do segmento anterior durante o fechamento do espaço (Fig.). A aplicação de uma força ligeira, distal, fornecida por um elástico de Classe I ao segmento anterior é utilizada para alterar a direcção da força intrusiva sobre o segmento anterior. Este desenho do aparelho permite a aplicação da força intrusiva para obter uma verdadeira intrusão dos incisivos ao longo dos seus longos eixos. A redução do recuo posterior deve-se ao redireccionamento e movimento distal da força intrusiva que reduz a ponta plana oclusal.

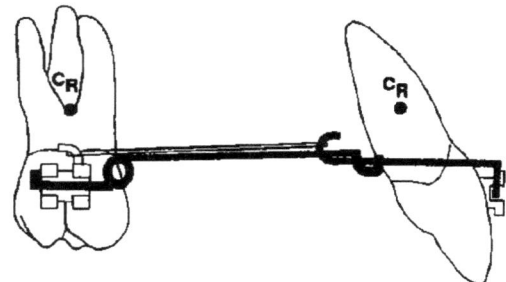

Fig. Diagrama de arco base de três peças e elástico de classe I estirado desde o primeiro molar permanente do maxilar até à extensão distal do segmento anterior. Os elásticos de classe I são necessários para redireccionar a força paralela ao longo eixo de
o incisivo.

BIOMECÂNICA
Segmento anterior e direcção da força intrusiva

Podem surgir várias situações clínicas diferentes, que devem ser cuidadosamente analisadas do ponto de vista biomecânico para determinar o sistema de forças correcto necessário para alcançar os objectivos do tratamento.

Uma força intrusiva perpendicular à extensão distal do segmento anterior e aplicada através do centro de resistência dos dentes anteriores irá intruir o segmento incisivo (Fig.).

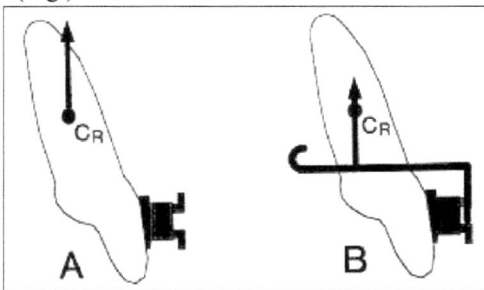

Fig. A, Força intrusiva através de CR intruirá o incisivo ao longo da linha de acção desta força. B, Uma força intrusiva perpendicular à extensão distal e através de CR terá o mesmo efeito que em A.

É possível mudar a direcção da força intrusiva da rede através da aplicação de uma pequena força distal. A linha de acção da força resultante será lingual até ao centro de resistência (Fig. A) e ocorrerá uma combinação de intrusão e ponta para trás dos dentes anteriores.

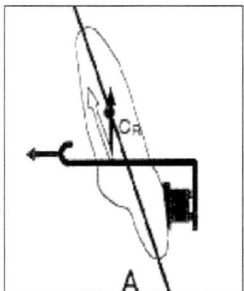

Fig. A, Direcção da força intrusiva da rede através de CR pode ser alterada através da aplicação de uma pequena força distal.
A força intrusiva resultante tem uma direcção paralela ao longo eixo do incisivo e é distal ao CR.
Esta linha de acção da força resultante pode ser feita paralelamente ao longo eixo dos dentes anteriores se uma força distal apropriada for combinada com uma dada força intrusiva. Para obter uma linha de acção da força intrusiva através do centro de resistência e paralela ao longo eixo dos incisivos, o ponto de aplicação da força deve ser mais anterior e o mais próximo possível da distal do braquete do incisivo lateral (Fig.).

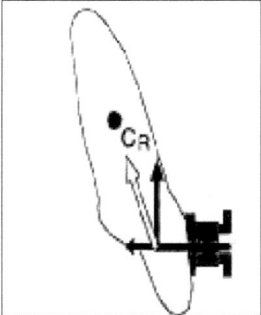

Fig. A força da rede pode ser dirigida ao longo do longo eixo do incisivo, aplicando a força intrusiva mais anteriormente.
Se a força intrusiva for colocada mais distalmente e for aplicada uma pequena força distal apropriada, ocorre intrusão e retracção simultânea dos dentes anteriores devido ao momento da ponta para trás (sentido horário) criado em torno

do centro de resistência do segmento anterior constituído por quatro incisivos.
A força distal utilizada neste sistema de retracção de intrusão é de muito baixa magnitude e é utilizada para redireccionar a linha de acção da força intrusiva. Uma vantagem deste sistema é a baixa magnitude da força aplicada sobre a unidade reactiva ou de ancoragem.

Aplicações clínicas da mecânica de retracção por intrusão

Após o planeamento e desenvolvimento dos objectivos do tratamento, o sistema de forças desejado deve ser determinado em relação aos centros de resistência dos segmentos anterior e posterior. A concepção correcta do aparelho é escolhida após uma análise cuidadosa da situação clínica, tal como discutido acima. O espaçamento ou apinhamento entre os incisivos é geralmente abordado numa fase precoce do tratamento. Quando a mecânica de intrusão-retracção é iniciada, os dentes anteriores intrudirão e virarão para trás com o fechamento progressivo do espaço entre os incisivos e os caninos. O movimento distal dos caninos pode ocorrer à medida que o segmento anterior entra em contacto com os caninos. Também é possível retrair os caninos individualmente e incluí-los no segmento estabilizador vestibular do fio antes do início da mecânica de intrusão-retracção.

O redireccionamento e movimento da força intrusiva reduz distalmente o momento no segmento vestibular dos dentes e reduz assim a tendência para o seu plano natural de oclusão se acentuar. O arnês não é normalmente necessário para o controlo da ancoragem, uma vez que um momento de recuo da ponta da rede é aplicado ao segmento posterior. É importante monitorizar os segmentos anterior e posterior e alterar o sistema de força, se indicado. O sistema de força resultante pode ser modificado alterando as magnitudes e pontos de aplicação das forças intrusivas e distais no que diz respeito ao centro de resistência do segmento anterior.

A correcção profunda da sobremordida e o fechamento do espaço podem ser conseguidos simultaneamente com o mecanismo de intrusão de três peças do arco base em pacientes com incisivos queimados. O sistema de força entregue no segmento anterior depende do ponto de aplicação da força intrusiva e da sua direcção. Esta abordagem segmentada da intrusão e retracção é clinicamente vantajosa porque permite o controlo simultâneo do movimento dentário nos planos vertical e antero-posterior. A baixa taxa de deflexão de carga deste aparelho proporciona uma força intrusiva constante, e os níveis de força podem ser mantidos baixos. A concepção deste aparelho permite que o clínico forneça um sistema de força bem controlado e estaticamente determinado, no qual apenas são necessários ajustes mínimos do lado da cadeira.

A utilização de um arco de três peças de base para alcançar a correcção ortodôntica assegura a obtenção de um sistema de força previsível, reprodutível e estaticamente determinado. A determinação precisa do ponto de aplicação da força intrusiva, bem como a sua direcção, é fundamental na intrusão e retracção simultânea dos dentes anteriores. Raramente se observa perda de ancoragem devido ao momento de inclinação nos dentes posteriores. Outra vantagem da mecânica de intrusão é o controlo da dimensão vertical. A concepção do aparelho também permite ao clínico fornecer um sistema de força bem controlado com ajustes laterais mínimos da cadeira.

Intrusão e retracção simultânea dos dentes anteriores utilizando um arco base de três peças.

O objectivo deste estudo19 era avaliar os efeitos do arco de três peças de base na correcção da maloclusão de Classe II. 20 pacientes com incisivos queimados de ângulo elevado foram tratados utilizando um aparelho de arco de três peças de base. A força de intrusão de quatro incisivos superiores foi ajustada para aproximadamente 50g. A linha de força era 2 mm distalmente ao centro resistente (RC) e a força de retracção era de 20g; os segmentos posteriores direito e esquerdo foram unidos por uma barra palatina. Os cefalogramas foram tomados antes do tratamento (T1) e seis meses após o tratamento (T2).e os molares superiores movimentaram-se mesialmente 0,60 ± 0,35 mm e a distância da extrusão vertical foi de 0,80 ± 0,52 mm. As distâncias de retracção e intrusão dos incisivos centrais superiores foram de 4,20 ± 2,12 mm e 3,10± 0,54 mm respectivamente. A RC do incisivo central retraiu 4,12 ±1,96 mm e intrudiu 3,20±0,66 mm. A inclinação axial do plano incisivo superior-palatal mudou de 123,21° ± 4,26° para 116,00° ±3,96°.

A abordagem segmentada de três peças pode efectivamente intruir e retrair os dentes anteriores superiores.

C- Retractor Linguístico

Numerosos protocolos de tratamento têm sido defendidos para a gestão das más oclusões de Classe II porque não constituem uma única entidade de diagnóstico. Estas modalidades de tratamento incluem uma variedade de aparelhos fixos, procedimentos de extracção, aparelhos de tracção extra-oral e de expansão do arco, aparelhos ortopédicos de mandíbula funcional, e cirurgia.

Do mesmo modo, as más oclusões por sobremordida profunda, comummente observadas tanto em crianças como em adultos, necessitam de um diagnóstico cuidadoso, várias opções de planos de tratamento, e desenhos de aparelhos de acordo com os factores que contribuem para a sobremordida excessiva. Moyers e Riolo relataram que a mordida profunda, como um problema clínico, não é definida em termos de milímetros presentes hoje, mas à luz de mudanças futuras na estética e função. Além disso, a mordida profunda é normalmente mais difícil de corrigir e reter numa Classe II do que numa má oclusão de Classe I, devido ao domínio da morfologia esquelética. Dermaut e De Pauw salientaram a importância da intrusão de incisivos em adultos para quem a abertura de mordidas é um objectivo. O aumento da altura facial anterior inferior por extrusão de molares pode nem sempre resultar numa situação estável em pacientes adultos.

Os pacientes que exibem um grande intervalo interlabial, uma grande distância entre incisão e estômago, um lábio superior curto, uma linha de sorriso gengival alta, e uma altura facial inferior longa necessitam especialmente de intrusão de incisivos. A intrusão deve ser o tratamento de escolha para pacientes adultos que tenham tido perdas ósseas significativas em torno dos incisivos.

A mecânica do retractor em C desenvolvida por Chung et al. e Kim et al. [20]

É um método alternativo para obter uma força de retracção controlada directamente sobre os dentes anteriores superiores.

Componentes -
A) Parte de malha soldada.
B) Arame de alavanca com gancho dobrado
C) Gancho auxiliar soldado para força de intrusão.
D) Arco transpalatal soldado.

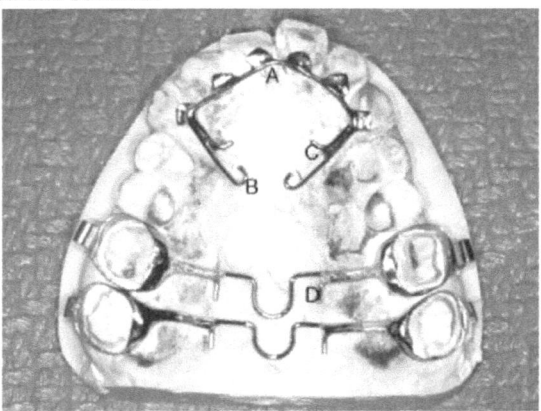

Fig. Retractor C-lingual para retracção e intrusão. (A) Peça de malha soldada. (B) Arame de alavanca com gancho dobrado. (C) Gancho auxiliar soldado para força de intrusão. (D) Arco transpalatal soldado.

A posição do gancho dobrado segue a linha de acção de força e passa por Cres. No estudo de **Vanden Bulcke et al**, o centro de resistência de um segmento anterior rígido que incluía os seis dentes anteriores estava situado numa linha projectada perpendicularmente ao plano oclusal que era distal ao primeiro pré-molar.

O retractor C-lingual para intrusão e retracção segue os princípios de Burstone.

As bobinas de NiTi que forneciam 300 g por lado forneciam uma força de retracção para o fecho do espaço. Além disso, a força de intrusão do retractor em língua C era de 60 g por lado. O paciente pode ser instruído a usar o arnês de alta tracção durante a noite para reforçar a ancoragem (350 g por lado).

Chapéus e artefactos de protecção da cabeça de alta tracção
Reforçar a ancoragem posterior durante a retracção em massa dos seis dentes anteriores superiores. Uma força posterior e intrusivelmente dirigida do arnês (350g por lado) agindo anteriormente ao centro de resistência do segmento molar produz um momento que minimiza qualquer inclinação do plano oclusal.

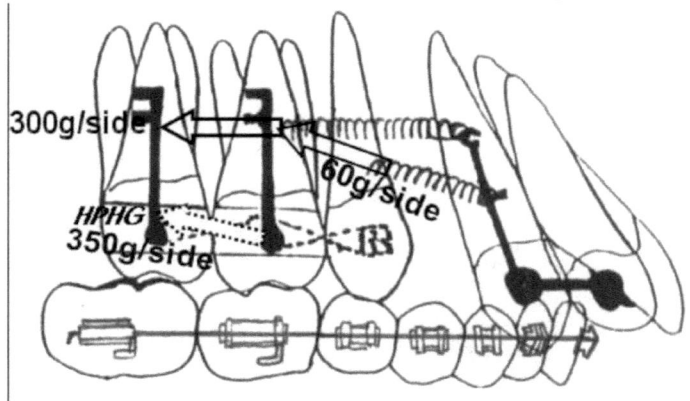

Fig. Diagrama do retractor em língua C e ancoragem do arnês de alta tracção.

Há várias vantagens da mecânica do retractor em C. Esta técnica não requer dobragem complicada do fio e pode produzir uma retracção controlada dos incisivos maxilares. Uma vez que nenhum parêntesis é colado à porção anterior durante o período do retractor em C, não há necessidade de rebracketing ou de fazer curvas compensatórias no fio do arco após o período de retracção, em contraste com a abordagem segmentar convencional.

A abordagem segmentada pode tratar a sobremordida profunda precisamente nos casos em que a intrusão de incisivos é indicada e a extrusão de molares deve ser evitada. A mecânica do retractor C-lingual, um método alternativo de ortodontia segmentar, pode ser aplicada como uma ferramenta eficaz para fechar o espaço extraído nas várias dimensões verticais. Pode alargar o alcance do movimento dentário, especialmente em pacientes adultos.

São necessárias mais investigações e estudos sobre mecânica de retractores em língua C para facilitar ainda mais os métodos de fabrico fácil, estabelecer a selecção de um ponto preciso de aplicação de força, combiná-lo com outros mecanismos de tratamento e determinar o período de retenção necessário para a estabilidade a longo prazo.

K-Sir (Kalra Intrusão e Retracção Simultâneas) Archwire

A retracção dos seis dentes anteriores sob o sistema edgewise é geralmente realizada em duas etapas distintas: retracção canina seguida de retracção dos incisivos. Nas técnicas de Begg e Tip-Edge, por outro lado, os caninos e incisivos são retraídos em massa.

A retracção canina em separado inclui desvantagens como...

1. Aumento do tempo de tratamento
2. Criação de um espaço inestético distal aos incisivos

A razão para a retracção separada na técnica edgewise é que a ancoragem molar é conservada. No entanto, Burstone e Nanda têm demonstrado controlo de ancoragem molar, utilizando uma mecânica de laço não-africcional para retracção em massa dos dentes anteriores que se compara favoravelmente com a mecânica convencional de deslizamento edgewise.

O aparelho para intrusão e retracção simultânea dos seis dentes anteriores deve, idealmente, controlar:

- Magnitude de forças e momentos
- Relação homem-força
- Constância de forças e momentos
- Fricção

De um ponto de vista prático, o aparelho deveria:

- Ser fácil de fabricar e ajustar
- Estar confortável para o paciente
- Requer um mínimo de cooperação do paciente
- Seja rentável

K-SIR (Kalra Simultaneous Intrusion and Retraction) archwire21 é uma modificação da mecânica de laço segmentado de Burstone e Nanda. É um arco contínuo de .0)19" .025" TMA com laços U fechados de 7mm x 2mm nos locais de extracção, como mostra a figura.

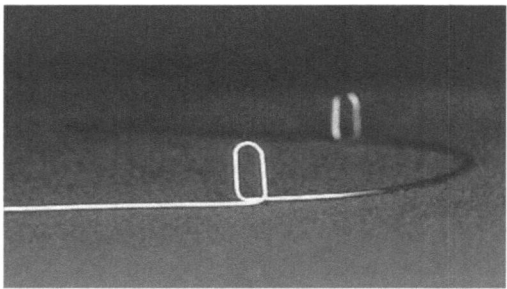

Fig. K-SIR archwire: .019". *.025" arco TMA com laço em U fechado de 7mm de comprimento e 2mm de largura.

Para obter movimento corporal e evitar a inclinação dos dentes para os espaços de extracção - 90° V- curva ao nível de cada U-loop. A curva em V, quando centrada entre o primeiro molar e o canino durante o fecho do espaço, cria dois momentos iguais e opostos (vermelho) que contrapõem os momentos de inclinação (preto) causados pelas forças de activação dos laços de fecho.

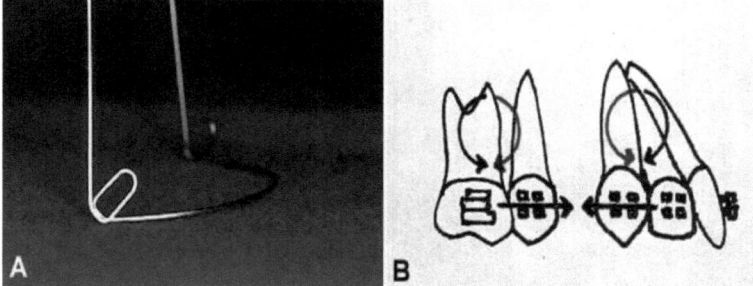

Fig. A. Curvas de 90° colocadas em arco ao nível das laçadas em U. B. Curvas centradas a 90° em V criam dois momentos iguais e opostos (vermelho) que contrapõem momentos de inclinação (preto) produzidos por forças de activação.

Curva em V de 60° localizada posteriormente ao centro da distância interbraquetes produz um momento aumentado no sentido dos ponteiros do relógio no primeiro molar. A curva em V descentrada cria um momento maior no molar, aumentando a ancoragem do molar e a intrusão dos dentes anteriores.

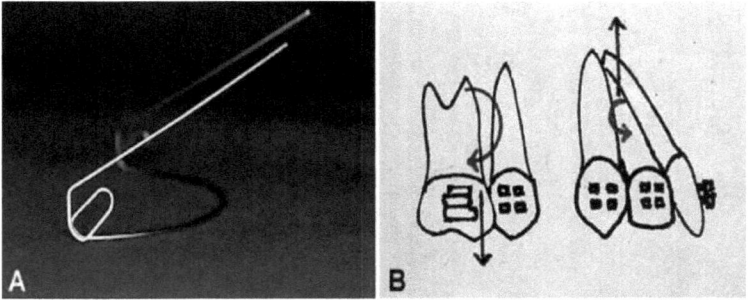

Fig. A. Arame de arco com curva em V de 60° fora do centro colocada a cerca de 2mm distal para U-loop. B. Curva em V descentrada cria maior momento no molar, aumentando a ancoragem do molar e a intrusão dos dentes anteriores.

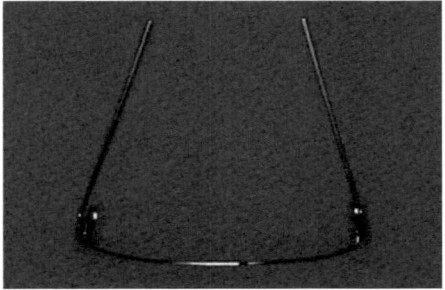

Fig. 20° curvas anti-rotação colocadas em arcos apenas distal a U-loops.

Activação-
Uma activação experimental do fio de arame é realizada fora da boca. A activação experimental liberta a tensão acumulada a partir do fio de flexão - reduz a gravidade das curvas em V, no entanto, a forma do fio de arco deve ser mantida nas activações subsequentes dos loops. Depois da activação experimental, a posição neutra de cada laço é determinada com as pernas estendidas horizontalmente.

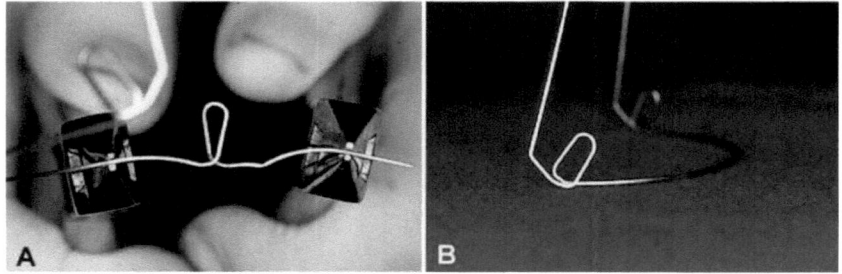

Fig. Activação experimental realizada em cada laço. B. Activação do fio de arco após a activação do ensaio. Nota de redução da gravidade das curvas
Em posição neutra, o U-loop terá cerca de 3,5mm de largura

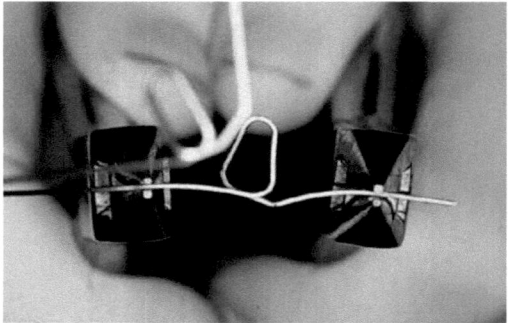

Fig. Posição neutra do laço determinada com pernas mesiais e distais estendidas horizontalmente. Em posição neutra, o laço tem 3,5 mm de largura em vez de 2 mm de largura.

O arco é inserido nos tubos auxiliares dos primeiros molares e engatado nos seis braquetes anteriores. É activado cerca de 3mm, de modo a que as pernas mesiais e distais dos anéis mal estejam separadas.

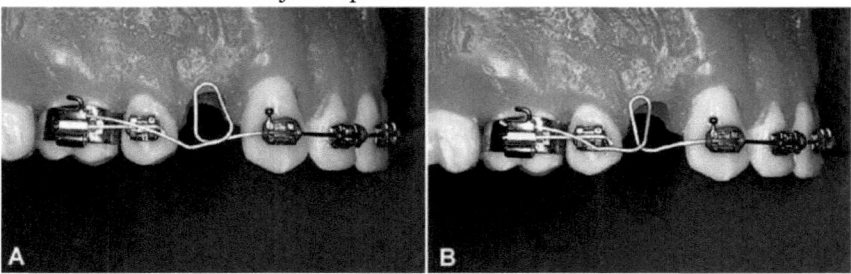

Fig. A. K-SIR archwire no lugar antes de cinching back. O primeiro molar e o segundo pré-molar estão ligados por segmento de fio TMA de .019" ' .025". B. Arame de arco cinzelado para trás para activar o laço cerca de 3mm, de modo a que as pernas mesiais e distais mal estejam separadas.

Os segundos pré-molares são contornados para aumentar a distância interbraquetes entre as duas extremidades da fixação. Isto permite ao clínico utilizar a mecânica da curva em V fora do centro. Quando os laços são activados pela primeira vez, os momentos de inclinação gerados pela força de retracção serão maiores do que os momentos opostos produzidos pelas curvas em V no arco. Isto provocará inicialmente uma inclinação controlada dos dentes para os locais de extracção. medida que os loops se desactivam e a força diminui, a relação momento-força aumentará para causar primeiro o movimento corporal e depois o movimento radicular dos dentes. O arco não deve, portanto, ser reactivado a intervalos curtos, mas apenas a cada seis a oito semanas até que todo o espaço tenha sido fechado.

Controlo das Forças Reactivas

As curvas em V descentralizadas irão gerar uma força extrusiva sobre os molares, o que é geralmente indesejável. Uma das chaves para prevenir efeitos secundários indesejáveis de um aparelho é manter as forças reactivas a um nível mínimo, exercendo ao mesmo tempo um nível óptimo de força sobre os dentes a mover.

O arco K-SIR exerce cerca de 125g de força intrusiva sobre o segmento anterior e uma quantidade semelhante de força extrusiva distribuída entre os dois segmentos bucais geralmente os primeiros molares permanentes e os segundos pré-molares, ligados por segmentos de fio TMA. A força de 125g é eficaz para a intrusão dos dentes anteriores, enquanto a força extrusiva reactiva nos segmentos vestibulares é contraposta pelas forças de oclusão e mastigação.

A extrusão dos segmentos bucais não é normalmente notada, nem clínica nem cefalometricamente. Outra forma de reduzir os efeitos da força reactiva é a adição de dentes à unidade de ancoragem. A inclusão do segundo molar irá, naturalmente, aumentar também a ancoragem na direcção antero-posterior. Se for necessário ainda mais ancoragem para resistir tanto ao movimento anterior como à força extrusiva sobre os segmentos vestibulares, um aparelho de tracção elevada pode ser acrescentado aos molares.

A **principal indicação** para o arco K-SIR é para a retracção dos dentes anteriores num paciente de extracção de primeiros pré-molares que tem uma sobremordida profunda e sobrejacto excessivo e que requer tanto a intrusão dos dentes anteriores como a ancoragem máxima dos molares. O fio de arco pode ser modificado para fechar espaços de extracção em situações de ancoragem moderada e mínima, com graus variáveis de sobremordida.

Vantagens-
1. Fornecer mecânica semelhante a outros arcos segmentados - sem fricção

2. Simplicidade de desenho
3. Quantidade mínima de fio em configuração de laço
4. Fácil de fabricar
5. Confortável para o paciente
6. Menos probabilidade de causar impacto de tecidos

O TMA 0,019" x 0,025" proporciona resistência suficiente para resistir à distorção, bem como rigidez suficiente para gerar os momentos necessários. Ao mesmo tempo, a concepção do arco e as propriedades materiais do TMA combinam-se para produzir forças relativamente baixas, uma baixa taxa de carga-deflexão, e uma gama de activação que permite ao aparelho continuar a fechar espaço durante um período de oito semanas. O TMA pode ser activado duas vezes mais do que o aço inoxidável sem sofrer deformação permanente e produz metade da força por unidade de activação.

Devido à mecânica sem atrito utilizada para o fecho do espaço neste sistema e à presença da curva em V descentrada, que actua como uma curva de ancoragem, o controlo da ancoragem molar é excelente, mesmo sem arnês de cabeça. O clínico está assim menos dependente da cooperação do paciente para um resultado bem sucedido numa situação de ancoragem máxima.

Porque a intrusão dos seis dentes anteriores ocorre ao mesmo tempo que a sua retracção, e porque os caninos e incisivos são retraídos como uma unidade, o arco K-SIR encurta o tempo de tratamento em comparação com a mecânica convencional edgewise. Além disso, a retracção em massa dos seis dentes anteriores impede o aparecimento de um espaço distal aos incisivos, o que ocorre se os caninos forem retraídos separadamente.

Arame em "T" assimétrico

Quando existe uma mordida profunda devido à extrusão dos incisivos superiores, o clínico tem três opções de retracção anterior:
1. Uma curva inversa de arco de lança, seguida por um arco de fechamento.
2. Intrusão diferencial dos incisivos com um arco de utilidade seccional, seguido de um arco de fechamento.
3. Intrusão dos incisivos em simultâneo com o fecho do espaço anterior, utilizando um arco contínuo.

A menos que sejam utilizados arcos muito rígidos, os arcos de fechamento produzem normalmente um aprofundamento da mordida, perda de torque anterior, e arqueamento inverso do arco. O sistema Broussard utiliza uma combinação de fecho e abertura de mordedura que cria um passo entre os segmentos anterior e posterior.

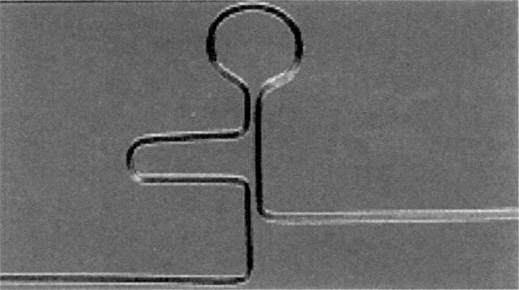

Fig. Combinação de Broussard fechando e abrindo o laço com passo entre os segmentos anterior e posterior.

Isto reconhece que com braquetes colocados à mesma altura relativa em todos os dentes, é necessário um passo para cima entre as cúspides e os incisivos para que os segmentos vestibulares sejam devidamente assentados numa relação de Classe I e os incisivos colocados numa sobremordida de ponta a ponta durante a fase de acabamento.

O arco de aço inoxidável Broussard permite que o laço horizontal seja comprimido pelo passo entre os segmentos anterior e posterior, e que o laço vertical seja activado para retrair os incisivos superiores. O sistema funciona bastante bem, mas é mecanicamente ineficiente porque o laço vertical está a ser aberto.

A modificação do Hilger -

Transformou o componente vertical num "T" cruzado, permitindo um tamanho de laço menor e maior eficiência mecânica, uma vez que a parte vertical é fechada na activação.

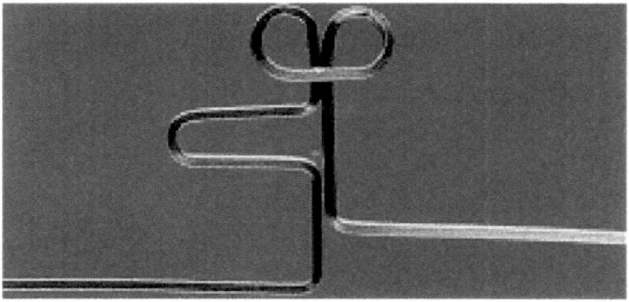

Fig. Modificação Hilgers com tamanho de laço reduzido para conforto do paciente e "T" cruzado para maior eficiência mecânica.

Ambos os arcos, contudo, levam tempo a dobrar-se e são incómodos na boca, comprometendo muitas vezes o conforto e higiene do paciente. Além disso, o fio de aço inoxidável não tem a gama de trabalho necessária para que o desenho de qualquer um dos arcos funcione de forma óptima.

O Arco Assimétrico "T" Archwire

Um novo sistema de laço feito de .016"x.022" TMA (para braquetes .018") ou .019"x.025" TMA (para braquetes .022") dado por James Hilgers, Farrokh Farzin22 provou ser eficaz na obtenção dos mesmos movimentos dentários produzidos pelo sistema Broussard. Este fio em "T" assimétrico tem um laço que é colocado distalmente aos incisivos laterais superiores. Arame em "T" assimétrico feito de fio TMA, com passo vertical de 5mm, laço anterior de 2mm, e laço posterior de 5mm.

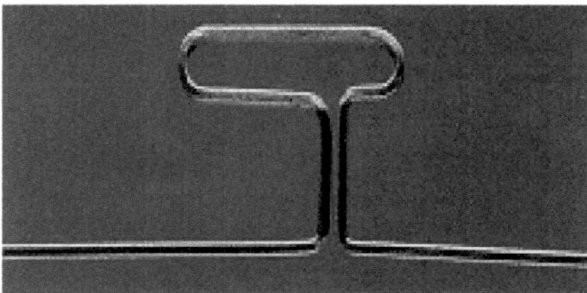

Fig. Arame em "T" assimétrico feito de fio TMA, com passo vertical de 5mm, laço anterior de 2mm, e 5mm

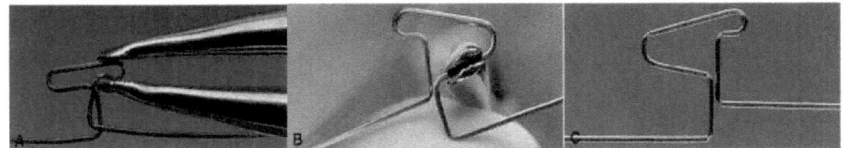

Fig. Pré-activação do laço em "T" assimétrico. A. Loop mesial curto comprimido. B. Anel distal longo aberto. C. Anel após pré-ativação.

O laço também pode ser activado intra-oralmente para avançar os incisivos superiores durante a fase inicial do tratamento, ou para aumentar o torque durante a retracção. A memória da forma do fio e a configuração do laço fazem deste um sistema polivalente que pode ser incorporado num arco contínuo.

Para dobrar o laço, utilizar a ponta arredondada de um pequeno alicate de bico de pássaro cónico ou um pequeno alicate óptico que produz um laço mais compacto.

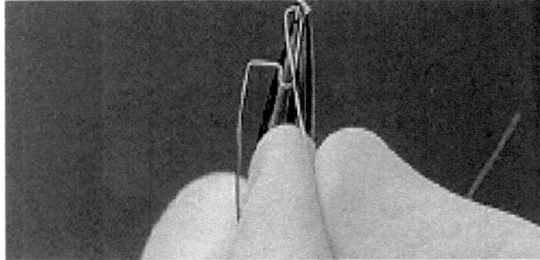

Figo de laço dobrado em arco de TMA pré-formado com extremidade arredondada de pequeno alicate óptico.

A utilização da ponta arredondada evita o corte do fio, o que com o TMA pode resultar em fractura. O TMA é suficientemente resistente para não torcer, mesmo quando dobra um fio rectangular à volta da ponta do alicate cónico.

A parte vertical do laço deve ser de 5mm, a anterior de 2mm, e a posterior de 5mm. O arco deve ter uma curva inversa exagerada de Spee e uma forte rotação molar distal. Dobrar ligeiramente o laço para dentro para evitar irritação da face, e curvar as extremidades distais do arco para fora para permitir uma fácil inserção num tubo molar pré-rotado (Fig.). Aparar as extremidades curvas após a colocação final e activação do fio.

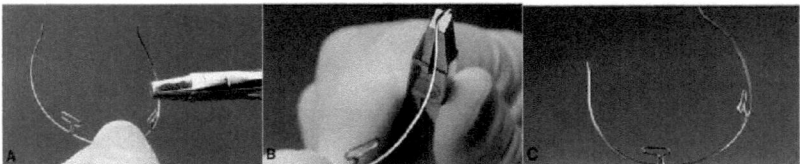

Fig. A. Curva inversa de Spee acentuada com alicate de contorno de arco de

Hollowshop.

B. Curvatura da extremidade distal para fora para permitir uma fácil inserção em tubos molares pré-rotacionados.

C. Contorno final do fio de arco antes da pré-ativação

O fio **TMA** é ideal para este laço devido às suas qualidades metalúrgicas inerentes. Tem memória de forma e também uma boa gama de trabalho.

O **aço inoxidável** é demasiado rígido, e o seu alcance de trabalho demasiado estreito, para mover eficazmente os dentes ao longo de um longo período de tempo; necessitará de um conjunto rapidamente e necessitará de ajustes frequentes. É particularmente importante quando um laço relativamente pequeno está a actuar sobre uma longa distância (alcance) durante um longo período (resiliência).

O **níquel titânio** tem uma ampla gama de trabalho, mas a sua rigidez é demasiado baixa para proporcionar a estabilidade necessária para este laço.

A liga também tem uma alta taxa de recuperação dentro da sua gama de trabalho, tornando-a mais valiosa como fio de arco contínuo sem laços.

O **TMA** é o **único fio** actualmente disponível que tem rigidez suficiente, para uma óptima estabilidade, e alcance de trabalho, para minimizar as reactivações. Além disso, devido às forças moderadas que são activas durante um longo período, o conforto do paciente é melhorado.

Activação intra-oral

Uma vez colocado o arco em "T" assimétrico contínuo, pode ser activado por via intra-oral para conseguir determinados movimentos dentários.

Na Classe II, tratamento de divisão 2, onde os incisivos superiores são extrudidos e em linguoversão, o laço actua para fazer avançar os incisivos superiores e para adicionar ao torque que já está incorporado nos parênteses dos incisivos. A curva inversa de Spee acentua o processo de nivelamento e cria overjet, tornando os incisivos inferiores acessíveis para o escalonamento.

O momento de avanço/torquência pode ser alcançado apertando uma pequena dobra de empena invertida no topo do laço de fecho com um alicate óptico cónico ou alicate de três níveis.

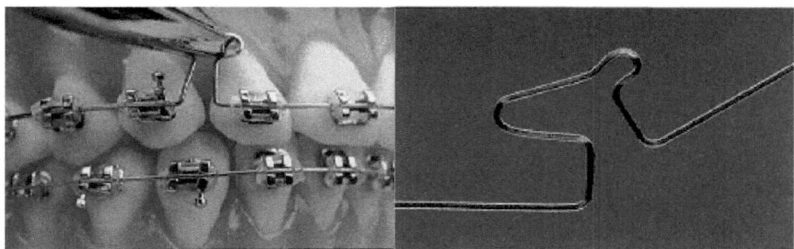

Uma curva de empena não é apropriada quando se fecha o espaço anterior, porque a abertura do laço na sua base diminui o espaço de activação necessário para retrair os dentes anteriores. A activação intraoral abre o laço na sua base, o que tende a fazer avançar os incisivos superiores; adiciona também o torque da raiz lingual através da curva de empena para cima, o que aumenta a abertura da mordedura.

Se for desejado um maior torque durante o fecho do espaço, utilizar o alicate óptico para colocar uma pequena curva de empena ou "V" no degrau vertical mesial do laço de fecho. Isto permite o fechamento quase total do espaço, não abrindo o laço na base.

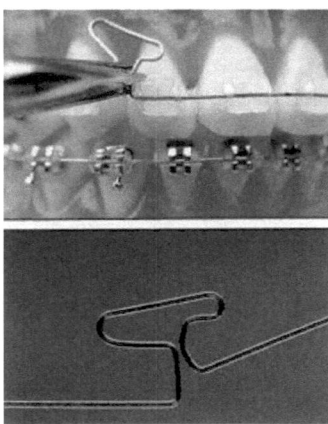

Fig. Activação intra-oral colocada em degrau vertical mesial. A base do laço ainda está relativamente fechada, permitindo a adição de torque sem afectar o fecho do espaço.

O autor descobriu que a capacidade de adicionar torque enquanto o arco está totalmente ligado é particularmente útil quando se utilizam suportes cerâmicos. O torque de raiz lingual pode ser colocado sem ter de desviar o fio para a ranhura, o que pode fracturar um frágil suporte cerâmico.

O Arco de Intrusão de Cetlin

A maioria das más oclusões de Classe II e de Classe I manifestam uma profunda sobremordida. Isto pode ser corrigido por intrusão dos dentes anteriores superiores ou extrusão dos dentes posteriores, ou por uma combinação das duas técnicas. Estatisticamente, a sobremordida profunda é geralmente causada pela extrusão dos dentes superiores da frente, e um sorriso gengival é frequentemente associado a ela. A intrusão dos incisivos superiores resolve ambos os problemas. Além disso, as raízes dos incisivos são levadas para uma parte mais ampla da pré-maxila, o que facilita a retracção e o controlo do torque dos incisivos e reduz o risco de invasão do córtex labial ou palatino".

Princípios básicos...
A intrusão dos incisivos superiores é difícil. É necessário um sistema biomecânico apropriado, eficaz e clinicamente controlável. Burstone enumerou os princípios importantes para a obtenção de intrusão - força leve e constante, ponto único de aplicação de força, intrusão sequencial, bom controlo de ancoragem, análise de forças e momentos envolvidos em diferentes situações biomecânicas.

1. Força constante leve
Cerca de 20gms de força é suficiente para intruir o incisivo superior. Se for aplicada uma força mais pesada leva à reabsorção radicular e o controlo de ancoragem pode tornar-se muito crucial. Por conseguinte, a intrusão de fios de incisivos com baixa taxa de deflexão deve ser utilizada. Na experiência clínica do autor 0,018" fio especial mais australiano é fio de escolha. Este arco de intrusão é dado por Norman Cetlin. [23]

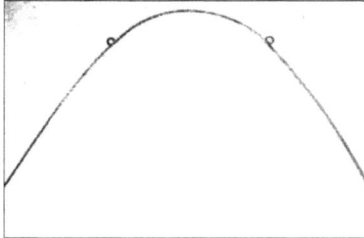

Fig. Duas hélices são colocadas na região canina com um alicate de bico de pássaro.
É curva anterior, recta lateralmente com 2 helices na área canina

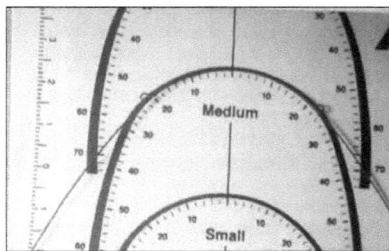

Fig. Um modelo de forma de arco é utilizado para curvar o arco anterior e recto para trás
As hélices são utilizadas para engatar elásticos de retracção de luz. Podem ser abertos para facilitar a inserção e remoção.

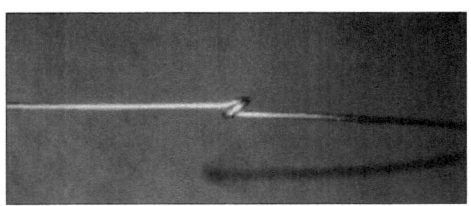

Fig. Helices no arco são abertas para facilitar o uso de elásticos de retracção ligeira.

A força de intrusão é fornecida com duas curvas de inclinação de 2-2,5mm em frente do tubo auxiliar molar. As curvas permitem o deslizamento quando os incisivos são intrudidos e retraídos

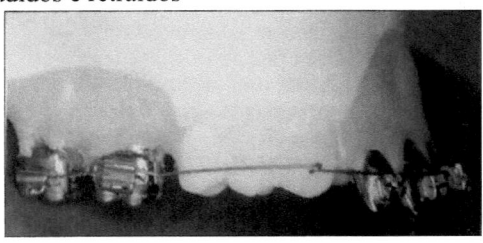

Fig. Typhodont com arco de intrusão no lugar; note as curvas de inclinação de 2 a 2,5 mm do tubo molar redondo de 0,028 polegadas, que é colocado bilateralmente para permitir o deslizamento do fio enquanto os incisivos são intrudidos e retraídos.

Activação -

A activação deve ser tal que aproximadamente 80 g sejam aplicados para intruir os quatro incisivos. Um fio que é activado correctamente **entra no tubo na** posição das 6 horas e sai na posição das 12 horas. Se o fio for excessivamente activado, irá rolar no tubo, a curva irá apontar, e serão aplicadas outras forças para além da intrusão.

A distância média entre os molares e os incisivos é de aproximadamente 30 mm. Com tal alavanca, o fio australiano tem uma baixa taxa de carga-deflexão, o que ajuda a manter a força relativamente constante durante a intrusão, e geralmente não é necessária qualquer reactivação. O fio de arame pode ser aquecido em ambas as extremidades para o fixar de volta facilmente.

2. Ponto único de aplicação de força

Mesmo um arame redondo na ranhura lateral tende a produzir torque devido ao contacto de 2 pontos. O sistema de força derivado é indefinido e imprevisível. Os efeitos secundários variam em tal sistema.

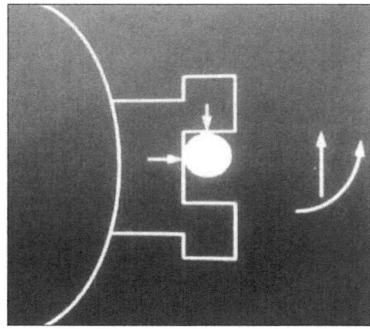

Fig. Diagrama de um suporte edgewise com fio redondo mostrando dois pontos de contacto; o binário será produzido.

Daí o arame em arco de intrusão atado a arame seccional. Desta forma, as forças são aplicadas num único ponto e é fácil de gerir.

3. Intrusão seqüencial

A intrusão deve ser iniciada a partir do dente mais extrudido e incluir sequencialmente os quatro incisivos. Se os incisivos não estiverem ao mesmo nível e for utilizado um arco de nivelamento, os incisivos laterais
extrudirá enquanto que os incisivos centrais intrudirão ligeiramente e as raízes tenderão a convergir. Os incisivos centrais são geralmente inferiores aos incisivos laterais. Um fio seccional inicial é amarrado aos incisivos centrais para os intrudir ao nível dos incisivos laterais. O fio seccional é então estendido aos quatro dentes, e a intrusão é continuada.

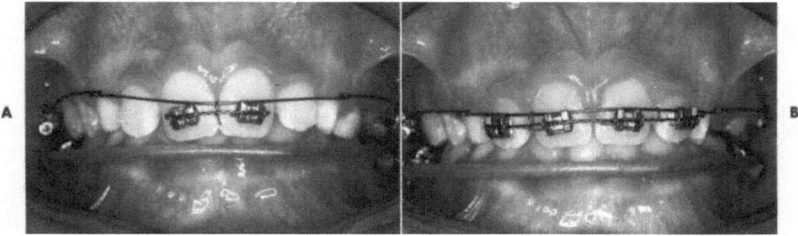

Fig. Intrusão de progressão. A, O fio seccional inicial é ligado aos incisivos centrais para os intrudir ao nível dos incisivos laterais. B, Após isto ter sido conseguido, o fio seccional é estendido até aos quatro dentes.

4. Controlo de ancoragem

O controlo da unidade reactiva é crucial. Nos molares, são aplicadas forças extrusivas e movimentos que tendem a inclinar a coroa distalmente. Para limitar estes movimentos indesejados, as forças intrusivas são mantidas baixas. Poucos aparelhos são adicionados aos molares.

Estes são...
1. Barra palatino baixa para contrariar componentes extrusivos
2. Protectores de cabeça de alta tracção para contrariar movimentos extrusivos e de inclinação
3. Fio seccional do primeiro ao segundo molar para evitar a inclinação distal

Análise da situação biomecânica

Teoricamente, para intruir um incisivo superior, deve ser aplicada uma força que atravesse o centro de resistência (CR). Infelizmente, isto é difícil de conseguir. A relação espacial entre o CR e o ponto de aplicação da força (PFA) varia, dependendo da inclinação labiolingual dos incisivos superiores.

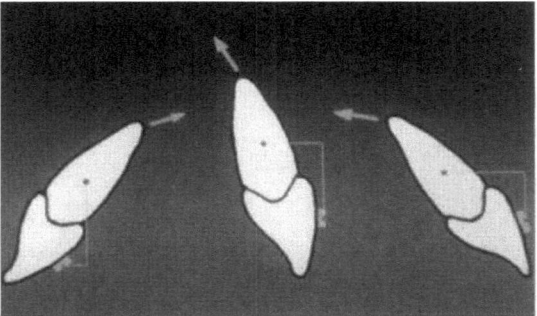

Fig. A relação espacial entre o CR *(ponto)* e o PFA *(parêntesis)* varia, dependendo da inclinação dos incisivos superiores

As forças intrusivas aplicadas na ranhura do braquete do incisivo tendem a rodar os dentes. Quando os incisivos são labiais, como na maioria das más oclusões de Classe II divisão 1, tendem a tornar-se mais horizontais. Em contraste, quando são severamente linguais, tendem a tornar-se mais linguais. Por estas razões, as forças e movimentos envolvidos nas várias situações devem ser analisados com precisão. Diferentes aparelhos são utilizados para incisivos superiores normalmente inclinados, com inclinação labial, e com inclinação lingual.

Incisivos normalmente inclinados...

Quando os incisivos superiores estão normalmente inclinados, o centro de resistência é ligeiramente posterior ao ponto de aplicação da força. Uma força intrusiva aplicada ao nível da ranhura produz um movimento moderado que tende a mover a coroa para a frente e a raiz na direcção palatina.

O sistema biomecânico consiste em -
1. Fio seccional rectangular sobre os incisivos

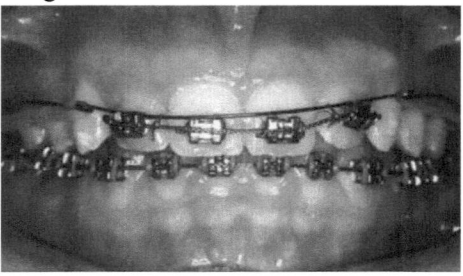

Fig. Um fio rectangular flexível é colocado em quatro incisivos; notar os elásticos utilizados para retrair os incisivos.

2. Um arco de intrusão que está ligado ao fio seccional entre os incisivos centrais ou, se os incisivos laterais estiverem incluídos, entre o incisivo central e os incisivos laterais

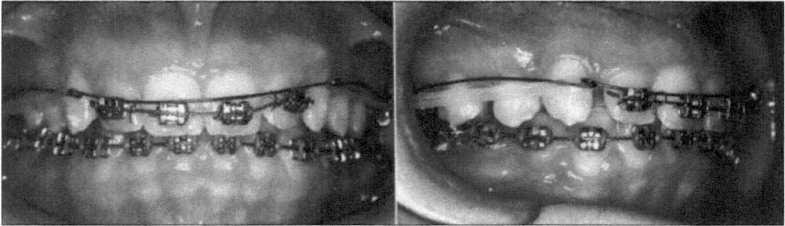

Fig. O arco de intrusão está ligado ao arco seccional entre os incisivos centrais e laterais bilateralmente.

3. Elástico leve - 2 onças, 3/4" que se estende entre ganchos molares e hélices. Esta força elástica retrai os incisivos durante a intrusão com uma tensão de ancoragem mínima nos molares.

Incisivos Labially Inclinados...

Quando os incisivos estão inclinados labialmente, como é o caso na maioria das más oclusões de Classe II, divisão 1, o centro de resistência (CR) é posterior ao ponto de aplicação de força (PFA). O grande movimento produzido quando são aplicadas forças intrusivas nos parênteses pode criar vários problemas

A redução da protrusão antes da intrusão pode causar extrusão dos incisivos e impacção das suas raízes sobre o córtex labial da premaxila. O ponto de aplicação da força deve ser movido mais distalmente para criar um sistema semelhante ao descrito na secção anterior.

Nesses casos, o aparelho consiste nas seguintes características:
1. Um fio rígido de aço inoxidável 0,018" X 0,025" ou 0,021" X 0,025" nos dentes

da frente. Este fio é estendido bilateralmente em direcção à distal, onde duas hélices são dobradas.

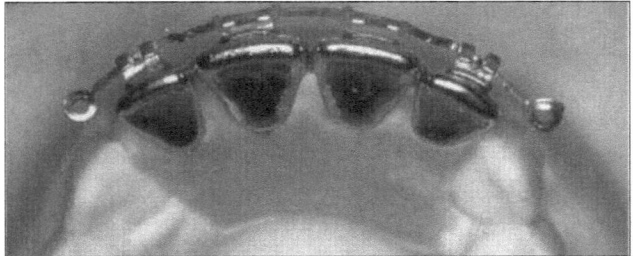

Fig. Para deslocar o PFA mais para longe, é fabricado um fio rígido e rectangular de aço inoxidável, como se vê aqui no tifodonte.

Estes helices representam o ponto de aplicação de força onde o arco de intrusão é amarrado e deve estar ligeiramente em frente do centro de resistência dos dentes a intruir (este posicionamento pode ser verificado num cefalograma lateral). Clinicamente, se apenas os dois incisivos centrais tiverem de ser intrudidos, a AFP deve estar numa linha que passa pela cíngula dos incisivos centrais; se todos os quatro incisivos tiverem de ser intrudidos, a linha deve passar através da cíngula dos incisivos laterais.

2. Um arco de intrusão com hélices dobradas para a direita antes das hélices do fio seccional. As hélices do fio seccional são utilizadas para amarrá-lo ao arco de intrusão; as hélices do arco de intrusão são utilizadas para a inserção de elásticos e para proporcionar uma paragem para a retracção.

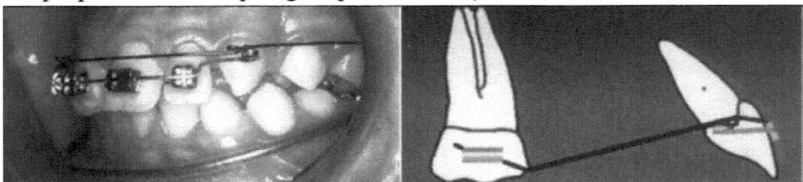

Fig. Diagrama do paciente com um arco de intrusão ligado a hélices e sistema biomecânico

3. Um elástico leve (2 onças, ⅜ polegada) estendido entre os ganchos molares e as hélices para contrariar o movimento sobre os incisivos. Este elástico ajuda a retrair lentamente os incisivos durante a intrusão com uma tensão mínima de ancoragem nos molares.

Incisivos com inclinação linguística...
Esta configuração relativamente rara ocorre quando, em algumas más oclusões de Classe II, divisão 2, os incisivos estão tão severamente inclinados para trás que o

centro de resistência (CR) está em frente do ponto de aplicação da força (PFA). A proclinação antes da intrusão pode causar extrusão dos incisivos e impacção das suas raízes no córtex palatino da premaxila. Neste sistema biomecânico, o AGP deve ser movido em frente ao CR.

Sistema biomecânico...

1. Um fio rígido de aço inoxidável de 0,018 X 0,025 polegadas ou 0,021 X 0,025 polegadas nos dois incisivos centrais: este fio é estendido bilateralmente para a frente e para cima, onde dois ganchos são dobrados para inserção do arco de intrusão.

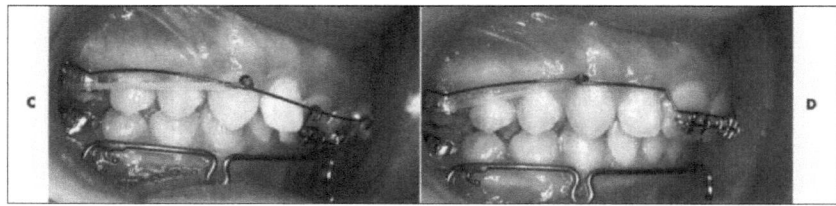

Fig. C - Um fio seccional de aço inoxidável é prolongado para a frente e para cima, onde dois ganchos são dobrados para fixar o arco de intrusão. Os elásticos são utilizados para controlar a inclinação dos incisivos. Notar as hélices ao nível canino. D- Depois de os incisivos centrais terem sido intruídos e a posição vertical ter sido alcançada, o arco de intrusão é modificado e os ganchos são removidos do arco seccional anterior.

2. O habitual arco de intrusão com os helicópteros ao nível canino.

3. Um elástico leve (2 onças, % polegada) estendido entre os ganchos molares e as hélices para retrair lentamente os incisivos durante a intrusão. A utilização destes elásticos pode ser adiada se o controlo da inclinação dos incisivos for crucial.

Intrusão usando Implantes Mini-implantes

O controlo da ancoragem é fundamental para um tratamento ortodôntico bem sucedido. O movimento dentário ortodôntico sempre se limitou à mecânica de acção-reacção recíproca da força no controlo de ancoragem. Embora a ancoragem extra-oral possa ser usada para complementar a ancoragem dentária e fornecer força em direcções não possíveis com ancoragem intra-oral, a ancoragem extra-oral tem limitações tais que requer uma excelente cooperação do paciente.

A utilização de implantes osseointegrados de titânio foi relatada. Os implantes têm sido utilizados para extrudir dentes impactados, para retrair dentes anteriores e para corrigir a posição dentária no tratamento pré-protético. Estes implantes osseointegrados são normalmente utilizados como ancoragem para auxiliar a movimentação dentária ortodôntica e como suporte de próteses, porque estes dispositivos proporcionam uma ancoragem máxima e não dependem da cooperação do paciente. Por estas razões, foram desenvolvidos numerosos sistemas de ancoragem esquelética ortodôntica (OSAS) diferentes. Estes implantes são concebidos para serem removidos após a conclusão do tratamento ortodôntico; consequentemente, só funcionam durante um tempo relativamente curto em comparação com os implantes endósseos utilizados para reabilitação dentária.

A utilização de mini-implantes para reforço de ancoragem ortodôntica tornou-se cada vez mais popular nos últimos anos, especialmente em pacientes adultos que não querem usar aparelhos extra-orais. São convenientes, poupam tempo e produzem bons resultados, sem necessidade de cooperação dos pacientes.

Recentemente, foi introduzido um sistema de ancoragem esquelética usando uma miniplaca de titânio como a OSAS. O relatório mostrou que os molares inferiores foram intrudidos utilizando uma miniplaca concebida para fixação interna rígida em cirurgia ortognática em vez de implantes protéticos para fixação intermaxilar. A miniplaca foi concebida para utilização imediata após a implantação. No entanto, era frequentemente problemática para os pacientes devido à gravidade da invasão cirúrgica, desconforto durante a cicatrização inicial e dificuldade de controlo da higiene oral.

Creekmore e Eklund[24] foram provavelmente os primeiros a relatar a intrusão de incisivos maxilares através da utilização de mini-implantes de ancoragem.

A paciente era uma mulher de 25 anos de idade com uma relação molar de Classe I e uma sobremordida muito profunda. Um parafuso de osso vital cirúrgico foi inserido logo abaixo da espinha nasal anterior. Dez dias após a colocação do parafuso, um fio elástico leve foi atado da cabeça do parafuso ao fio do arco (Fig.).

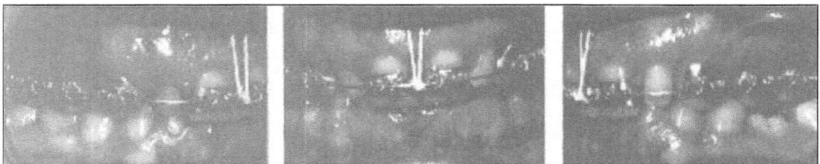

Fig. Fio elástico ligeiro atado da cabeça do parafuso ao fio de arco.

O fio elástico foi renovado durante todo o tratamento, de modo que uma força contínua foi mantida 24 horas por dia até que o parafuso fosse retirado um ano mais tarde. Durante este tempo, os incisivos centrais maxilares foram elevados aproximadamente 6mm e torcidos lingualmente cerca de 25 graus. O parafuso ósseo não se movia durante o tratamento e não era móvel na altura em que foi removido.

Em 1997, Kanomi25 conseguiu atingir mais de 6mm de incisivo inferior utilizando um parafuso de 6mm de comprimento e 1,2mm de diâmetro.

Sob anestesia local, foi implantado um mini parafuso ósseo no osso alveolar entre os apices radiculares dos incisivos centrais da mandíbula (Fig.). Foram implantados três parafusos adicionais, sob o alvéolo radicular do incisivo central maxilar e em ambos os lados do segundo pré-molar mandibular em falta, para futura tracção. Cada implante foi colocado a 2-3mm do ápice da raiz. Colocou-se uma placa óssea de titânio de dois orifícios na cabeça do mini-implante para actuar como um gancho (Fig.). Um fio de ligadura ou corrente elástica foi amarrado entre este gancho e o braquete no dente ou dentes a serem intrudidos, neste caso, os incisivos centrais mandibulares.

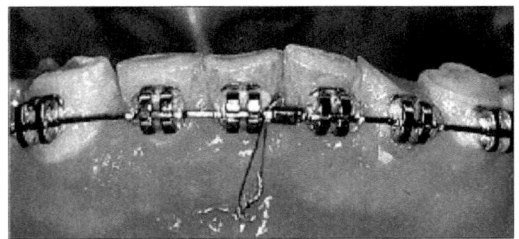

Fig. Paciente no início da intrusão de incisivos

Em pacientes com sorriso gengival ou outros factores que favorecem a intrusão de todo o arco, pode ser utilizada mais força de retracção vertical para evitar a rotação do plano oclusal. Os ganchos de arcada oclusal26 devem ser colocados posteriormente aos caninos. Este método pode ser utilizado para controlar a sobremordida durante a retracção. Fornece uma força mais direccionada verticalmente.

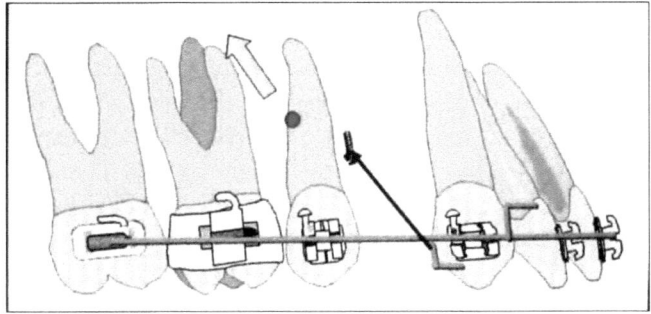

Fig. Sistema biomecânico para intrusão em massa de segmento anterior

Em pacientes com sorriso gengival ou sobre incisivos superiores em erupção, podem ser colocados parafusos adicionais na região anterior superior para produzir um vector de força que contraria a rotação do plano oclusal e preserva o torque anterior. Estes podem ser colocados quer entre o incisivo central e lateral, quer entre o incisivo lateral e o canino. Poucos podem preferir entre dois incisivos centrais, mas para evitar frenesim, os mini-implantes devem ser colocados submucosalmente com extensões de fio.

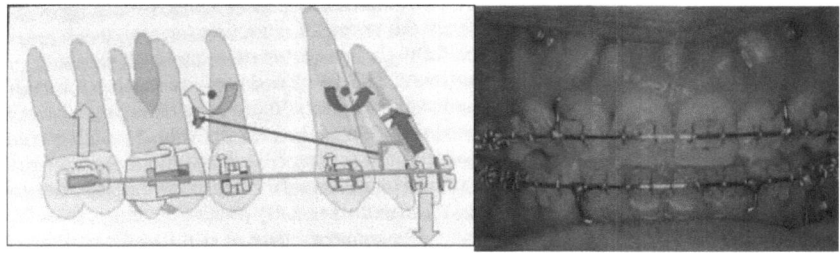

Fig. A-Mini-parafusos anteriores adicionais criam uma força vertical para contrariar a rotação do plano oclusal e manter o torque. B - Mini-imparafusos anteriores posicionados entre as raízes dos incisivos laterais e caninos.

Controlo de Torque Anterior Utilizando Mini Implantes Parcialmente Osseointegrados: Terapia Biocreativa

O binário anterior é controlado quer gerando um momento num suporte, quer implementando uma mecânica de alavanca-braço, o que permite uma linha de força mais desejável no que diz respeito ao centro de resistência.

Park e Kwon recomendaram a colocação de mini-implantes maxilares de 8 a 10mm apical a ranhuras de suporte com ganchos anteriores de 5 a 6mm gengival para retrair as antenas corporais em combinação com intrusão. Além disso, mencionaram que o movimento dos dentes anteriores poderia mudar de acordo com a altura dos ganchos anteriores e a quantidade de momento de torque durante o tratamento.

Em comparação com a ancoragem tradicional utilizando um gancho J de tracção alta, uma grande dificuldade no uso de mini-implantes para retrair os dentes anteriores maxilares é o facto de estes deverem ser colocados o mais apicalmente possível para exercerem força intrusiva. Esta situação, contudo, compromete os locais ideais para a implantação dos mini-implantes porque estes têm de estar na mucosa oral móvel que se irrita facilmente, o que pode eventualmente causar falhas na implantação.

Outro método de intrusão de força com mini-aparafusamento é ajustar o comprimento dos ganchos soldados no arco principal. É importante prestar muita atenção para evitar a extrusão indesejada e a inclinação dos segmentos posteriores.

Terapia biocreativa - Um novo sistema de tratamento27 consiste em implementar a retracção em massa independente dos dentes anteriores sem estender aparelhos ortodônticos desnecessários ao segmento posterior durante o período de retracção. Este conceito foi desenvolvido a partir do facto de que os mini-implantes/placas parcialmente osseointegrados podem facilmente suportar forças pesadas multidireccionais, mesmo quando suportam fios ortodônticos.

O implante C (CIMPLANT, Seul, Coreia do Sul) é uma miniplaca ortodôntica baseada na osseointegração parcial com um desenho semelhante ao do implante restaurador convencional do tipo cilindro roscado. Podem funcionar imediatamente após a implantação para uma variedade de fins ortodônticos.

Duas personagens principais...

1. Tem caracteres arquitectónicos que permitem uma melhor retenção mecânica e transfere forças compressivas de forma mais eficaz. Esta arquitectura minimiza a micro-moção dos mini-implantes e melhora a estabilidade inicial, o que torna possível uma carga imediata. Mesmo a rugosidade da superfície resulta num aumento significativo do contacto osso-parafuso. O revestimento de superfície com jacto de areia, granalha grande e gravilha ácida (SLA) aumenta a relação de osseointegração, mas também reduz o período de cicatrização em até 6 semanas quando comparado com implantes não revestidos de titânio / implantes revestidos de superfície de plasma de titânio.

2. Tem um buraco na cabeça que permite o envolvimento directo de um fio de arco. Permite-lhes resistir a quaisquer forças dinâmicas multidireccionais, desempenhando assim um papel importante na terapia bio-criativa, cujo objectivo é a redução em massa de segmentos anteriores em 3 dimensões sem gerar efeitos secundários indesejados, tais como extrusão / basculamento de segmentos posteriores.

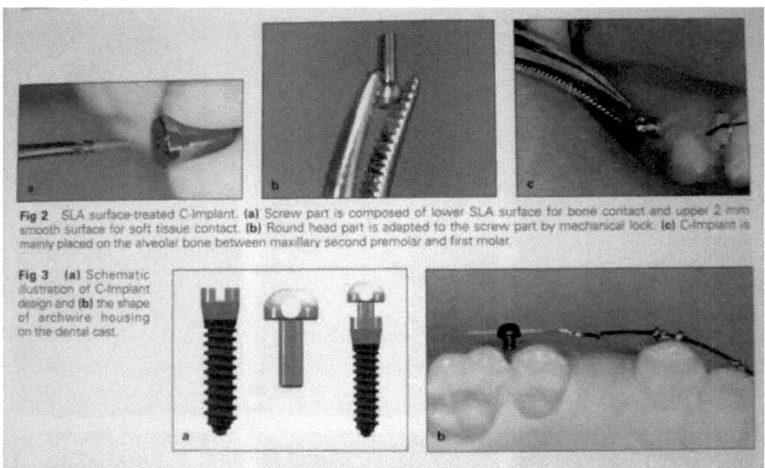

Fig. 2 a. Parte de parafuso composta pela superfície inferior do SLA para contacto ósseo e superfície superior lisa de 2mmm para contacto com tecidos moles

b. A peça de cabeça redonda é adaptada à peça de parafuso por fechadura mecânica.

c. C-implante é colocado principalmente no osso alveolar entre o segundo molar maxilar e o primeiro molar

Fig 3 a. Ilustração esquemática do desenho de plantas em C
b. a forma da caixa de arcos no molde dentário.

C-Implant Dependent En-Masse Retraction With Intrusion - Tipo I

Esta mecânica requer curvas de cabo de aço inoxidável de 0,016x0,022" para gerar torque anterior no segmento anterior para resistir ao basculamento lingual durante a retracção em massa. O fio de arco está directamente ligado ao orifício do implante.

A osteointegração parcial no rebordo alveolar antero-posterior é suficientemente estável para resistir à força intrusiva dirigida verticalmente e à força de retracção dirigida antero-posterior ao mesmo tempo. A mecânica, portanto, preserva tanto quanto possível a oclusão posterior original do paciente, pois os segmentos posteriores não são engatados durante a retracção dos dentes anteriores.

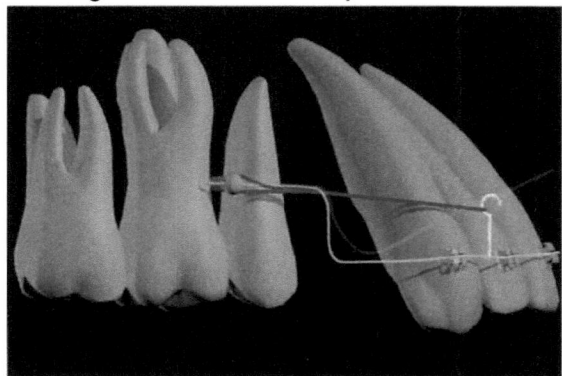

Fig. Ilustração esquemática do tipo I C-implante dependente para uma retracção e intrusão de enmasse. Gable
dobras no arco de utilidade para intrusão anterior.

O implante C tem praticamente o mesmo tamanho que um mini-implante ortodôntico convencional. O sistema característico de dois compartimentos do c-implante (cabeça separável e corpo de parafuso) impede a fractura do pescoço durante os procedimentos de implantação ou remoção. Quando o tratamento ortodôntico está terminado, a cabeça é desmontada primeiro e depois o corpo do parafuso é desaparafusado no sentido contrário ao dos ponteiros do relógio com uma chave de fendas ou um alicate de fio pesado ortodôntico. O tecido mole normalmente cicatriza dentro de poucos dias sem qualquer complicação. Além disso, o implante C tem um desenho de parafuso auto-roscante em oposição aos desenhos de parafuso auto-roscante encontrados na maioria dos mini-aparafusos ortodônticos. Este é mais um factor que torna a remoção do implante em C mais fácil. A percentagem de contacto osso-mini-parafuso é relativamente baixa no desenho do parafuso de rosca auto-roscante. A retenção primária da maioria dos mini-implantes ortodônticos com superfícies altamente polidas é de uma fechadura mecânica entre o parafuso e o osso cortical. Portanto, a sua estabilidade requer uma qualidade ideal de osso cortical disponível para a implantação. Pelo contrário, os c-implantes podem ser implantados sob condições ósseas menos ideais, porque ganharão estabilidade adicional com a osseointegração parcial enquanto são carregados durante o tratamento ortodôntico.

SLA - Mini-implante tratado superficialmente (C-implante) pode ser utilizado para intrusão anterior durante a retracção simultaneamente sem preocupação de extrusão nos dentes de ancoragem posteriores.

As curvas de empena no arco principal tornam possível gerar um controlo de binário anterior durante a retracção em massa. A terapia biocreativa tipo 1 é uma técnica simples e rápida para evitar o aprofundamento da mordida durante a retracção anterior dependente do mini-implante.

Mecanismos de Intrusão de Arame de Arame - Tipo II

Uma das maiores vantagens da terapia biocreativa (c-terapia) utilizando mini-implantes parcialmente osseointegrados (C-IMPLANT, Seul, Coreia do Sul) é o controlo directo do torque do segmento anterior durante a retracção em massa. Por outras palavras, uma técnica de fio segmentado modificado é aplicável a partir da fase inicial de retracção em massa do segmento anterior dos dentes porque o orifício na cabeça do mini-implante permite o acoplamento directo de um fio rectangular de níquel-titânio (Ni-Ti) ao segmento retraído dos dentes em casos de curva severa de Spee no arco maxilar ou curva reversa severa de Spee no arco mandibular. Esta técnica desenvolve uma força mais precisa e previsível sobre o segmento anterior dos dentes porque se baseia num sistema de força de um só casquilho. O casal é gerado no segmento anterior sem gerar quaisquer efeitos secundários indesejados nos dentes posteriores, por sua vez.

Mais importante, a estabilidade obtida de mini-implantes parcialmente osseointegrados resiste eficazmente à distorção tridimensional gerada por um arco rectangular com curva severa de Spee enquanto induz a intrusão do segmento retraído durante a retracção em massa. Um arco 0,017"|X 0,025" Ni-Ti com curva severa de Spee é geralmente recomendado para retracção de quatro dentes anteriores com intrusão e um arco 0,019"X 0,025" Ni-Ti com curva severa de Spee é para retracção dos seis dentes anteriores com intrusão.

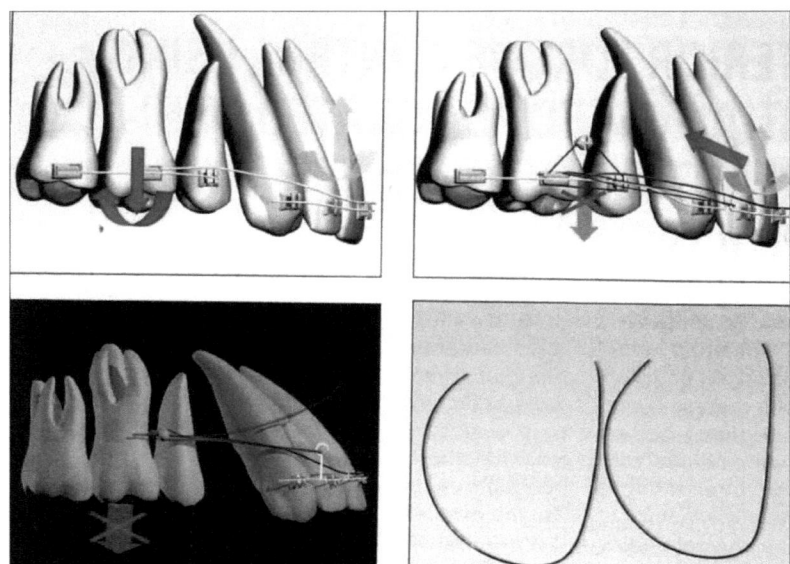

Fig 1 (esquerda) - Arame sobreposto com curva severa de lança produz diferentes forças verticais nos molares e incisivos
Fig 2 (direita) - Retracção e intrusão de Enmasse utilizando uma mini-implante como ancoragem indirecta
Fig 3 (esquerda) - Abordagem segmentada modificada utilizando curva inversa de sobreposição do arco spee Ni-Ti durante a retracção de enmasse
Fig 4 (direita) - Curva inversa Ni-Ti pré-formada de fio de lança (0,019x0,025")

Embora os implantes em C utilizem a osseointegração parcial como retenção principal, a liga de titânio de alta resistência de grau V, de duas partes, com desenho de auto-extracção, permite uma fácil remoção após o tratamento. Os efeitos do tratamento a partir da intrusão dos dentes anteriores variam principalmente pelo ponto de força aplicado em relação ao centro de resistência do segmento retraído. O conceito de utilização independente de mini-implantes é bem reflectido na terapia biocreativa. Esta terapia elimina requisitos desnecessários de aparelhos convencionais, tais como a ligadura ou colagem de dentes posteriores para controlar apenas a ancoragem que, por sua vez, complica a mecânica de tratamento.

Há duas técnicas utilizadas para controlar o torque do segmento retraído (1) Tipo I com curva de empena e (2) Tipo II com arco rectangular Ni-Ti com curva pré-formada de Spee. A técnica do tipo I é implementada principalmente em casos que não apresentam um apinhamento inicial severo mas requerem uma retracção máxima dos dentes anteriores, favorecendo ao mesmo tempo a intrusão definitiva dos dentes. A técnica do tipo II é aplicada nos casos em que há um apinhamento moderado a severo ou um desvio grave da linha média no segmento retraído, mas ainda requer uma retracção máxima do segmento anterior, favorecendo ao mesmo tempo a intrusão definitiva dos dentes. Requer a utilização de um arco utilitário para nivelar e alinhar ou corrigir desvios grosseiros da linha média; depois os dentes anteriores são retraídos em massa com arco rectangular Ni-Ti com curva inversa de Spee.

A técnica do tipo II permite a intrusão absoluta do segmento anterior sem extrusão do segmento posterior quando os dentes anteriores estão demasiado apinhados para permitir a colocação dos braquetes em posições correctas na fase inicial do tratamento. Estas técnicas são fáceis de aplicar e, de um ponto de vista prático, o aparelho é simples de fabricar e de ajustar. Além disso, os pacientes aceitam estas técnicas porque os aparelhos são confortáveis, rentáveis e requerem uma cooperação mínima da sua parte.

Mini-Implante para Ancoragem Ortodôntica num caso de Overbite Profundo

O Sistema de Ancoragem Esquelética Ortodôntica (OSAS) foi desenvolvido utilizando um mini-implante ortodôntico para ancoragem esquelética e colocação nos incisivos mandibulares. Com este sistema, foi relatado que os incisivos inferiores podiam ser intrudidos cerca de seis mm durante quatro meses, melhorando a mordedura profunda. Neste caso, os procedimentos cirúrgicos de inserção e remoção do mini-implante foram simples e relativamente menos traumáticos.

Este artigo[28] descreve o tratamento ortodôntico de uma paciente do sexo feminino de 19 anos com apinhamento anterior. Havia uma discrepância moderada no comprimento da arcada dentária inferior, uma sobremordida profunda significativa e um sorriso gengival. Um mini-implante ortodôntico como ancoragem para a intrusão do segmento do incisivo superior, seguido de alinhamento das arcadas dentárias superior e inferior com um aparelho Edgewise sem extracção dentária. A sobremordida foi corrigida de 7,2 mm para 1,7 mm por intrusão dos incisivos superiores, e o sorriso gengival foi melhorado. Foi alcançada uma boa oclusão e estética facial e estes resultados foram mantidos durante dois anos após a conclusão do tratamento activo.

Ortho-anchor K1 sistema T e visão intra-oral do cenário -

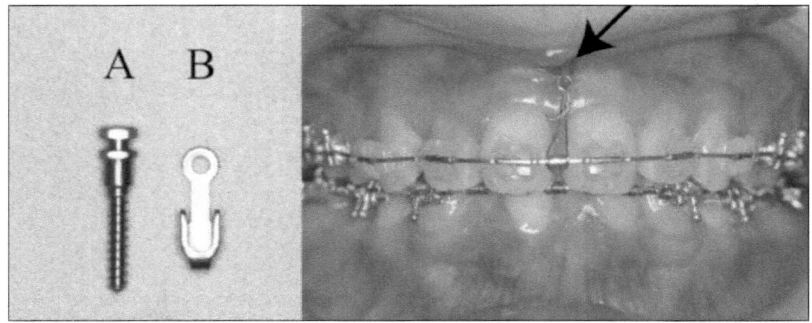

Fig. (A) Parafuso de ancoragem (1,2x3 6 mm). (B) A vista sagital do pilar mostra o Sistema Ortho-anchor K1 e como utilizá-lo.

Os incisivos maxilares conseguiram uma notável intrusão e alinhamento com o mini-implante sem depender da cooperação do paciente. Não houve efeitos secundários e nenhum problema com a cooperação dos pacientes. Além disso, não houve uma reabsorção notável da raiz. Isto demonstrou que o método de ancoragem do mini-implante foi útil para conseguir uma excelente melhoria da mordida profunda e do sorriso gengival neste paciente.

Mini-implantes para intrusão em massa de dentes anteriores numa grave má oclusão de Classe II divisão 2

Este artigo29 descreve o tratamento ortodôntico de um paciente do sexo masculino de 17 anos com má oclusão de Classe II divisão 2.

Os mini-implantes autoperfurantes de 1,2 mm de diâmetro e 8 mm de comprimento foram inseridos entre as raízes do incisivo lateral e do canino. Os implantes foram carregados através da aplicação de cadeias elastoméricas que exerceram uma força de 50g bilateralmente para intrusão em massa dos seis dentes anteriores. As cadeias elastoméricas foram também estendidas desde a extremidade distal do fio segmentar anterior até ao gancho molar de ambos os lados, a fim de evitar a queima dos dentes anteriores e redireccionar as forças intrusivas ao longo dos seus longos eixos. Foram obtidos quatro mm de intrusão em cinco meses.

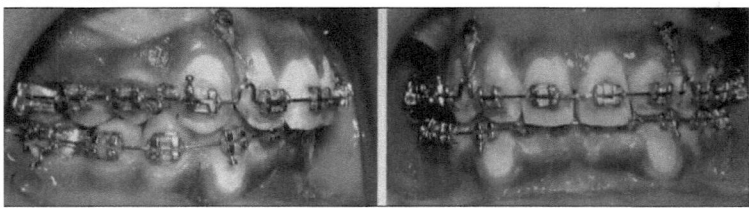

Fig. Intrusão em massa de seis segmentos anteriores

Desenho biomecânico...

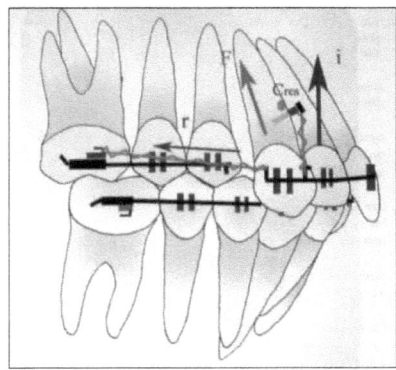

O centro de resistência do segmento anterior foi estimado a meio caminho entre o Cres de quatro incisivos e o canino. A verdadeira intrusão sem alteração da inclinação axial pode ser obtida dirigindo a força intrusiva através do Cres dos dentes anteriores. A força distal leve (r) foi entregue uma cadeia elástica ao segmento anterior para alterar a direcção da força intrusiva (i) de modo a que a verdadeira intrusão do segmento anterior pudesse ser alcançada ao longo dos seus longos eixos. A força distal utilizada foi de magnitude muito baixa, principalmente para redireccionar a linha de acção da força intrusiva.

Correcção da sobremordida profunda e do sorriso gengival usando um mini-implante com um fio segmentado num paciente em crescimento de Classe II divisão 2

Este artigo30 descreve o tratamento ortodôntico de um paciente do sexo masculino de 10,5 anos com má oclusão de Classe II divisão 2.

Um mini-implante de 1,6<6,0mm foi colocado entre as raízes de dois incisivos centrais. Uma mola espiral fechada de níquel-titânio foi ligada desde a cabeça do parafuso até ao aço inoxidável 0,019" <0,025" ligado aos suportes dos incisivos centrais. Cinco meses mais tarde, quando os incisivos centrais foram intrudidos ao nível dos incisivos laterais, os incisivos laterais foram colados e os quatro incisivos foram todos intrudidos juntos.

Foi colocado fio segmentado em vez de fio contínuo para evitar a extrusão de incisivos laterais. Este simples sistema intrusivo obteve intrusão e labioversão dos incisivos maxilares em 6 meses.

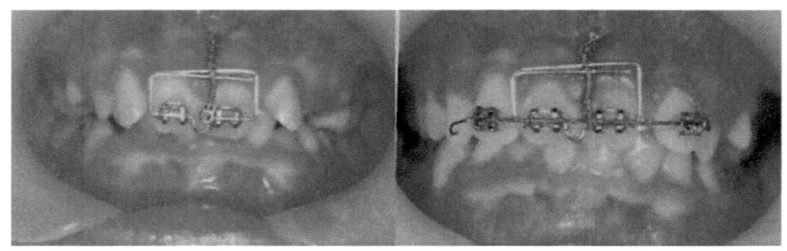

Fig. Fotografias de progresso 3 e 6 meses após o início do tratamento.

Chapéus-de-cabeçalho

O uso de força extra-oral para modificar o crescimento da maxila tem uma longa história, que remonta a Kingsley e Angle no século XIX. Ambos usavam arneses occipitais para retrair e intruir os incisivos maxilares. O interesse pela tracção extra-oral diminuiu na primeira metade do século ^{XX}, especialmente com o aumento do uso de elásticos intermaxilares. O interesse no arnês foi reavivado por Oppenheim e mais tarde por Kloehn que recomendou a aplicação de forças extra-orais para o movimento distal em massa dos dentes.

A utilização eficiente do arnês requer um conhecimento sólido da biomecânica básica. Compreender como controlar a direcção e a magnitude das forças produzidas por vários desenhos de arnêses é primordial para alcançar resultados clínicos desejáveis.

Em 1971, Armstrong demonstrou a importância do controlo preciso da magnitude, direcção, e duração da força extra-oral para aumentar a sua eficiência e eficácia no tratamento das más oclusões na dentição mista tardia. Gould demonstrou como as alterações na inclinação do arco facial afectam a direcção da força e, em última análise, a direcção do movimento dentário. Greenspan apresentou gráficos de referência que elaboram os diferentes momentos e forças produzidas com os vários desenhos do arnês.

Chapéus e artefactos de cabeça cervicais

O aparelho para a cabeça cervical (Kloehn)31 é um dispositivo que muitos ortodontistas têm usado rotineiramente na grande maioria dos seus casos de aparelho para a cabeça.

É composto por três partes básicas: (1) faixas e tubos molares, (2) arco interior e arco exterior soldados juntos perto do meio dos dois arcos, e (3) uma correia de pescoço que é colocada à volta da parte de trás do pescoço para proporcionar tracção à dentadura. Esta tracção extra-oral é geralmente aplicada bilateralmente, para três finalidades principais: (1) como força de contenção, (2) como força de retracção, ou (3) como força suplementar.

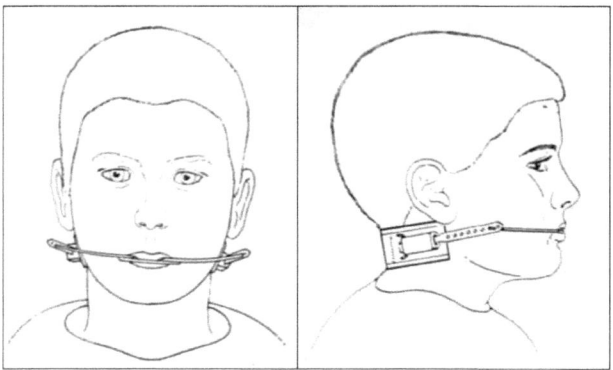

Fig. Vista frontal e sagital do arco facial do tipo Kloehn com cinta cervical.

O arnês cervical é aplicado no tratamento precoce da má oclusão de Classe II para inibir o deslocamento para a frente dos dentes maxilares ou maxilares, enquanto o resto das estruturas dentofaciais continuam o seu crescimento normal. Como demonstrado por Oppenheim, isto pode causar uma mudança na relação intermaxilar de Classe II para Classe I.

A decisão de tratar com o arnês cervical deve basear-se numa compreensão completa do movimento dentário desejado e do sistema de forças que é produzido com este estilo de arnês. Os diferentes momentos e forças produzidos pelo arnês cervical dependem da situação do arco exterior em relação ao LFO ("O moment line of force" que é uma linha do ponto de aplicação da força da cinta através do centro maxilar de resistência).

Por definição, quando o arco exterior está ao longo do LFO, não ocorre nenhum momento, e o sistema de forças será reduzido a um movimento corporal numa direcção posterior e extrusiva. Se o arco exterior for colocado acima desta linha, o momento produzido pela força será no sentido contrário ao dos ponteiros do relógio. Por outro lado, se o arco exterior for ajustado abaixo desta linha, o momento criado será no sentido dos ponteiros do relógio. No entanto, a direcção das forças é a mesma - extrusiva e posterior. Deve notar-se, no entanto, que existe uma excepção a esta regra.

Se o arco exterior estiver localizado abaixo da correia do pescoço, a força resultante será uma pequena força intrusiva, em vez de extrusiva. Naturalmente, também será produzida uma força distal e um grande momento no sentido dos ponteiros do relógio.

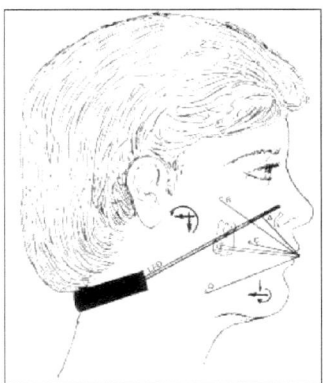

Fig. Sistemas de força com protectores de cabeça cervicais

A direcção de tracção proporcionada pelo arnês cervical é especialmente vantajosa no tratamento de casos protrusivos de face curta Classe II com ângulos baixos de plano mandibular e mordidas profundas, onde é desejável extrudir os dentes posteriores superiores. Além disso, o momento horário que é tão prontamente produzido com este arnês é muito eficaz para ajudar a conservar a ancoragem nos casos de extracção.

Chapéus e artefactos de protecção da cabeça de alta tracção...
O aparelho de tracção alta, tal como o aparelho de tracção cervical, é analisado utilizando os mesmos princípios de produção de força e momento descritos anteriormente. Este arnês de estilo produz sempre uma direcção de tracção intrusiva e posterior, devido à posição da tampa da cabeça

A direcção do momento que é produzido depende da posição do arco exterior (Fig.). Se o arco exterior for colocado antes do LFO, seja acima ou abaixo do nível do plano oclusal, o momento produzido será no sentido contrário ao dos ponteiros do relógio. Por outro lado, se a proa exterior for colocada posteriormente a esta linha, o momento produzido será no sentido dos ponteiros do relógio. A magnitude deste momento será proporcional à distância da proa exterior ao CR. Se for desejado um movimento distal e intrusivo sem momento, o arco exterior deve ser colocado algures ao longo do LFO. Este sistema de forças seria benéfico num paciente de face longa Classe II com um ângulo plano mandibular elevado, onde a intrusão de molares superiores diminuiria a altura facial e melhoraria o perfil facial.

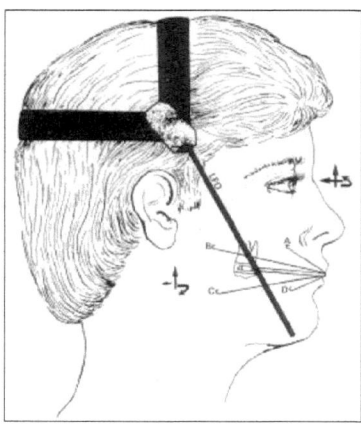

Fig. Sistemas de força com protectores de cabeça de alta tracção

Chapéus e artefactos de protecção da cabeça de tracção vertical

O principal objectivo deste aparelho é produzir uma direcção intrusiva da força para os dentes superiores, com forças direccionadas posteriormente. Se o arco exterior estiver preso à tampa da cabeça para que a linha de força seja perpendicular ao plano oclusal e através do CR, pode ocorrer pura intrusão. Devido aos múltiplos entalhes na tampa da cabeça, este arnês é também muito versátil, uma vez que a orientação do LFO pode ser alterada.

Se o arco exterior for colocado em qualquer parte do compartimento anterior, o momento criado será anti-horário, e as forças produzidas serão intrusivas e posteriores. Se o arco exterior for colocado em qualquer parte da secção posterior, o momento será no sentido horário e a força vertical será intrusiva, mas a força horizontal será para a frente. Se este último sistema de força for desejado, será necessário inserir o arco interno no tubo do arnês bucal a partir da distal.

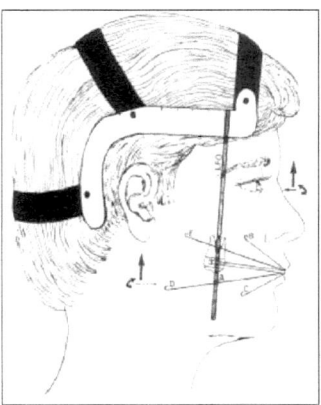

Fig. Sistemas de força com arnês de tracção vertical

CABECEIRAS DE ANZOL

São mais simples e mais directos. [32] O gancho J prende-se aos dentes que se quer mover. É possível retrair ou intruir os dentes e rodar o maxilar. Os ganchos em J são também mais seguros do que os arcos faciais. Há poucas hipóteses de lesões devido a um acidente ou manuseamento incorrecto e se as extremidades do gancho estiverem ligeiramente dobradas para trás, não podem ser retiradas dos tubos.

O autor utiliza dois tipos de arnêses de gancho J. A tracção variável (Fig.) permite um vector de força de 10° abaixo do plano oclusal até 50° acima. É utilizado para retrair dentes anteriores e para a contenção do arco superior.

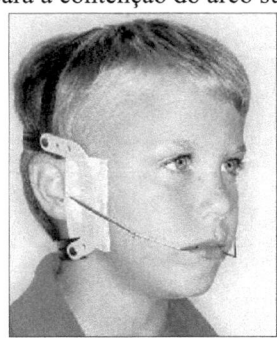

A utilização de protectores de cabeça de tracção variável proporciona opções de tratamento adicionais com uma direcção de força variável. O arnês original da Interlandi foi na realidade concebido para ser utilizado com arcos faciais. A unidade de ancoragem em forma de 'C' proporcionou a oportunidade de variar a força dos arnêses faciais.

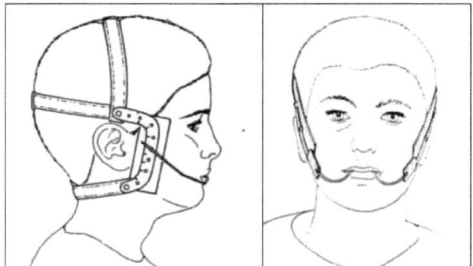

Fig. Vista sagital e frontal do arnês de tracção variável com ganchos em J ligados à maxila

Mais tarde, Hickham modificou o arnês Interlandi adicionando tubos metálicos para acomodar ganchos em J e almofadas de bochecha para resistir às forças laterais produzidas pelos ganchos em J. Uma terceira correia também foi adicionada para estabilizar o capacete de cabeça para aplicação de força variável. Com um arnês de alta tracção, o ângulo de tracção é definido. É utilizado para contrariar a mecânica de Classe II, para posicionar os incisivos superiores verticalmente em harmonia com a linha do lábio superior, para torcer os dentes anteriores superiores, e para retrair os dentes anteriores. O tamanho único serve para ambos os tipos de arnêses capilares.

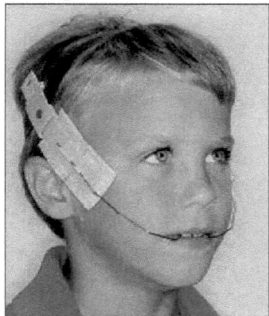

Fig. Chapéu de gancho J de tracção alta.

O arnês ou movimenta os dentes corpóreos ou torque-os, dependendo da relação do centro de resistência ao vector de força.

Os ganchos J são colocados directamente sobre o arco em frente das cúspides e as cúspides são deslizadas pelo trilho. [33] É muito importante dobrar correctamente a extremidade do gancho J. A peça de cauda que engata a parte frontal do suporte deve ser dobrada em direcção à distal. Isto ajuda o gancho a permanecer no arco e suporta o gancho J para que este não caia no lábio. Se a peça de cauda for deixada perpendicular ao arco em vez de ser dobrada distalmente, o gancho J sairá facilmente e não se alinhará na face propriamente dita (Fig.).

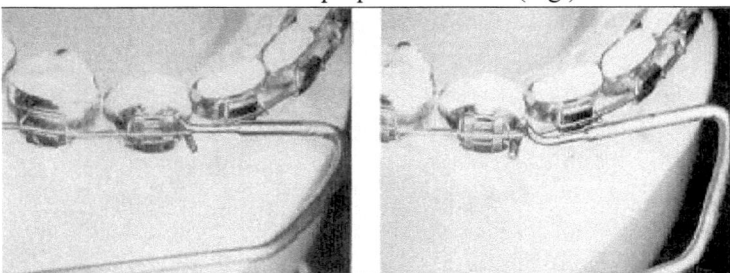

Fig. Método correcto de curvar a peça de cauda do gancho J (direita) é para a distal. O método incorrecto (esquerda) é deixá-lo perpendicular.

Os ganchos J podem ser aplicados aos dentes maxilares numa variedade de vectores de força para retrair e intruir os dentes maxilares. Um tipo semelhante de estabilização da retracção da arcada dentária mandibular também pode ser alcançado. Além disso, é possível fixar ganchos em J directamente na arcada maxilar e na arcada mandibular em simultâneo.

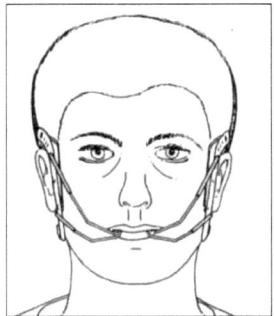

Comparação dos efeitos de intrusão nos incisivos maxilares entre a ancoragem do implante e o arnês de gancho em J

Recentemente, têm sido utilizados mini-implantes para fornecer ancoragem durante o tratamento ortodôntico, especialmente para a intrusão de incisivos. Os mini-implantes durante a intrusão de incisivos são normalmente utilizados em ortodontia de implantes. Tradicionalmente, a intrusão eficaz dos incisivos tem sido conseguida com o aparelho extractor de gancho em J. Neste estudo, o efeito da intrusão de incisivos, vector de força e quantidade de reabsorção radicular entre a ortodontia de implantes e o aparelho extrabucal de gancho em J foram comparados.

Neste estudo34 foram analisadas radiografias cefalométricas laterais de oito pacientes do grupo dos implantes e 10 pacientes do grupo do arnês de gancho em J para retracção dos incisivos. O vector de força estimado foi analisado nas direcções horizontal e vertical em ambos os grupos. A reabsorção radicular também foi medida em radiografias periapicais.

No grupo dos implantes, foram observadas reduções significativas no overjet, overbite, incisivo maxilar para o plano palatino, e incisivo maxilar para o lábio superior após a intrusão dos incisivos. No grupo do aparelho para a cabeça com gancho em J, foram observadas reduções significativas no sobressaliência, sobremordida, incisivo maxilar para o lábio superior, e incisivo maxilar para o plano SN após intrusão dos incisivos. Houve reduções significativamente maiores na sobremordida, incisivo maxilar para o plano palatal, e incisivo maxilar para o lábio superior no grupo do implante do que no grupo do aparelho extrabucal de gancho em J. A análise da força estimada resultou em significativamente mais força na direcção vertical e menos na direcção horizontal no grupo do implante. Além disso, observou-se significativamente menos reabsorção radicular no grupo do implante em comparação com o grupo do arnês de gancho em J.

Os incisivos superiores foram efectivamente intrudidos utilizando mini-implantes como ancoragem ortodôntica sem a cooperação dos pacientes. A quantidade de reabsorção radicular não foi afectada pela activação do fio de ligadura do mini-implante durante a intrusão dos incisivos.

O papel de um arnês de tracção elevada no combate aos efeitos secundários da intrusão do segmento anterior maxilar.

A intrusão de incisivos é muitas vezes o tratamento preferido de uma sobremordida profunda. Este estudo centrou-se na correcção da sobremordida profunda por intrusão dos incisivos superiores. O objectivo deste estudo foi determinar se o desgaste do aparelho extrabucal de tração alta pode impedir a inclinação do segmento vestibular, a extrusão do segmento vestibular, manter a largura do arco, e aumentar a taxa de intrusão dos incisivos.

O número de pacientes necessários para este estudo35 foi calculado em 20. Os pacientes tinham entre nove e 14 anos de idade e eram afectados a um de dois grupos. Em cada grupo, foi realizada a intrusão de incisivos maxilares. Os pacientes de um grupo usavam um arnês de tração alta à noite, e os pacientes do outro grupo não o fizeram. Para cada paciente, uma película lateral da cabeça, impressões com uma mordida de cera em oclusão cêntrica, e fotografias intra-orais foram tiradas no início e no fim da intrusão.

Este estudo demonstrou que o arnês de alta tracção não teve qualquer efeito sobre a inclinação e extrusão dos segmentos bucais ou sobre a taxa de intrusão, mas teve um efeito sobre o estreitamento dos segmentos bucais. Ao realizar a intrusão descrita neste estudo, não foram observados efeitos secundários estatisticamente significativos nos segmentos vestibulares, enquanto que uma quantidade estatisticamente significativa de intrusão dos incisivos de 2,24 mm no grupo sem aparelho extrabucal e 2,37 mm no grupo do aparelho extrabucal foi observada.

Cogumelo de Curva Inversa Archwire

Um dos desafios do tratamento de Classe II é a correcção da sobremordida profunda. O planeamento do tratamento diferencial para o paciente de Classe II requer que a quantidade desejada de intrusão anterior e posterior extrusão seja determinada antes do tratamento e que seja utilizada uma mecânica diferencial para produzir esta correcção.

Dois mecanismos de abertura de mordidas comuns utilizados com parênteses linguísticos são os de Gorman et al e Fujita.

Gorman et al afirmaram que, com parênteses linguais, a correcção da sobremordida excessiva é normalmente realizada pelo mecanismo de abertura da mordida resultante da oclusão dos incisivos inferiores nos planos de mordida dos incisivos superiores, o que permite a erupção dos molares e bicúspides. Tem sido sugerido que em geral uma combinação de extrusão de molares e intrusão de incisivos ocorre com os aparelhos linguais como resultado dos planos de mordedura anterior e posterior desclusão. Esta abertura da mordida produz tanto efeitos positivos como negativos. Nos padrões braquifaciais de baixo ângulo, a abertura da mordedura é normalmente desejável. No entanto, nos tipos mesiofaciais e dolicofaciais, onde a abertura da mordida pode não ser desejável, o aparelho lingual pode induzir resultados indesejados que são difíceis de controlar.

A Fujita recomendou um mecanismo de abertura de mordida que intrudisse os incisivos inferiores até haver espaço para a colocação de parênteses linguísticos anteriores superiores sem interferência. Um arco de cogumelo de curva inversa é utilizado para intruir os incisivos inferiores.

Os arcos de cogumelos foram construídos em aço inoxidável 0,016" x 0,016" e activados através da colocação de curvaturas de tipback distal para os caninos e pré-molares.

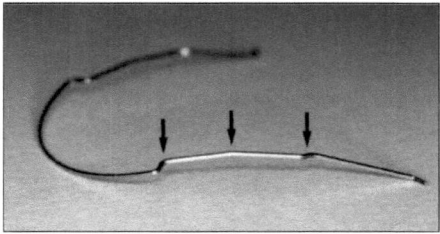

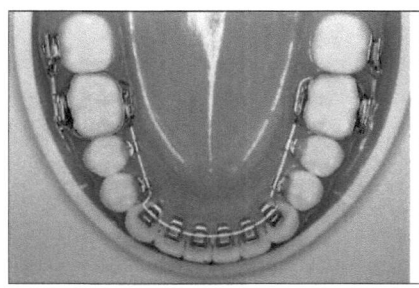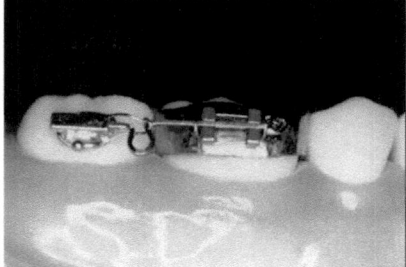

Fig. Mecanismo básico para abertura de mordidas; o arco de cogumelos de curva inversa e segmento estabilizador bucal.

O arco do cogumelo da curva inversa é colocado na ranhura oclusal do escalão lingual Fujita desde o primeiro molar inferior direito até ao primeiro molar inferior esquerdo. Com segmentos estabilizadores bucais, os primeiros molares inferiores são consolidados com os segundos molares inferiores.

Este estudo clínico prospectivo[36] foi realizado para analisar as alterações dentárias do esqueleto dos adultos induzidas por um arco de cogumelos de curva inversa durante a fase inicial do tratamento. Cefalogramas laterais tomados antes do tratamento e imediatamente após a abertura da mordida foram avaliados de oito pacientes adultas do sexo feminino que estavam a ser submetidas a tratamento ortodôntico lingual. Antes do tratamento, os pacientes tinham uma sobremordida média de 3,9 mm. Foram seleccionadas seis medidas lineares e cinco medidas angulares para a análise cefalométrica.

Os resultados mostraram que houve uma redução altamente significativa da sobremordida, deixando uma sobremordida pós-intrusão de 2,0 mm. Os incisivos inferiores foram intrudidos 1,5 mm e a borda do incisivo inferior encontrava-se numa posição sagital aproximadamente estável. Observou-se alguma proclinação dos incisivos inferiores, o que não foi significativo. Os molares mandibulares não foram extrudidos de forma significativa. Após a abertura da mordida, o ângulo do plano mandibular não foi significativamente alterado. Consequentemente, a altura inferior da face anterior não foi significativamente aumentada.

Os resultados deste estudo revelaram que a utilização de fio de cogumelo de curva inversa é capaz de intruir os incisivos inferiores com efeitos secundários mínimos sobre os dentes posteriores.

Aviões de mordedura fixa

Os procedimentos de abertura de mordidas são geralmente instituídos numa fase precoce do tratamento, tanto para maximizar a cooperação do paciente como para permitir movimentos dentários antero-posteriores que de outra forma poderiam ser dificultados pela mordida profunda. São frequentemente utilizados planos de mordedura em acrílico removível, especialmente nos casos em que é necessária a erupção dos dentes posteriores inferiores.

Para que o tratamento seja bem sucedido, o avião de mordida deve ser usado quase a tempo inteiro. Infelizmente, um número significativo de pacientes não coopera plenamente e os aparelhos são frequentemente usados apenas a tempo parcial, perdidos, ou quebrados quando saem da boca. Aparelhos removíveis mal adaptados podem também produzir traumas na mucosa; se a higiene oral for deficiente, pode resultar uma infecção crónica candidal de toda a mucosa palatina. Muitos destes problemas podem ser superados utilizando um plano de mordida fixo37 que adere aos dentes anteriores ou posteriores e cobre a mucosa palatina apenas quando absolutamente necessário.

Construção

Um cimento de ionómero de vidro é o material de eleição para aviões de mordedura fixa. O autor utiliza AquaCem, um cimento de cimentação normalmente aplicado em bandas ortodônticas.

Misturar o pó de cimento com água destilada até obter uma consistência suficientemente espessa para ser transportada numa espátula. A mistura manual deve ser mantida a menos de 30 segundos para permitir um tempo de trabalho suficiente, embora este tempo possa ser prolongado através da mistura numa placa de vidro congelado.

Para construir um plano de mordida anterior, limpar e secar as superfícies palatinas dos seis dentes anteriores superiores. Aplicar cimento suficiente para assegurar que a exclusão dos dentes posteriores ocorre quando as pontas incisais inferiores entram em contacto com o plano de mordida (Fig.). Isto pode ser verificado fechando suavemente a mandíbula em relação cêntrica até se poder ver uma reentrância no plano de mordedura imediatamente antes dos molares entrarem em contacto. A abertura da mordedura permitirá então a erupção molar sem prejudicar a estética ou a fala.

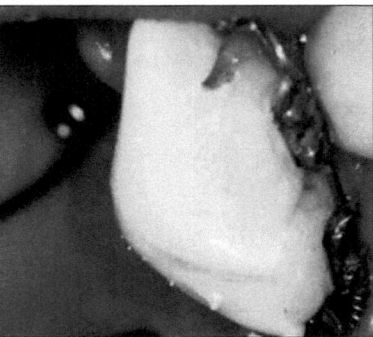

Fig. Cimento de ionómero de vidro aplicado em superfícies palatinas de incisivos superiores.

Enquanto o cimento está a endurecer, cuidado para o paciente não fechar o suficiente para morder através do plano de mordedura endurecedor. Aplique liberalmente vaselina nas pontas incisais inferiores para evitar que estas se agarrem ou distorçam o plano de mordedura. A mancha de vaselina no dedo indicador do operador permitirá uma moldagem inicial e rugosa do plano de mordedura maleável durante este período de endurecimento.

Utilizar um escultor de Wards ou instrumento de plástico para remover o cimento posterior às indentações formadas pelos incisivos inferiores. Dê mais cinco ou seis minutos para que o cimento se fixe completamente.

Para um plano de mordida posterior, seguir o mesmo procedimento nas superfícies oclusais dos segmentos bucais. Tal como no plano de mordedura anterior, realizar testes de fechamento para garantir que qualquer sobreposição vertical dos dentes anteriores seja removida.

Os aviões de mordedura fixa garantem o desgaste a tempo inteiro. Os pacientes adaptam-se, portanto, a falar com os aparelhos mais rapidamente do que com aviões de mordedura acrílicos a tempo parcial. Com os suportes opostos protegidos contra forças oclusais, a terapia com aparelhos fixos pode ser iniciada imediatamente. O cimento de ionómero de vidro é relativamente barato e a construção leva apenas cerca de cinco minutos de tempo de cadeira, semelhante ao tempo necessário para causar uma impressão e dar instruções para um aparelho removível.

Biteplanes Acrílicos Ligados Linguísticos

Desde o início dos anos 80, quando Kurz e a Ormco Lingual Task Force descreveram a utilização de parênteses linguísticos com planos de mordedura incorporados para abrir a mordedura. Ronald Madsen38 tem utilizado este mesmo princípio numa prática labial edgewise. As extensões acrílicas são coladas às superfícies linguísticas dos incisivos maxilares, produzindo um efeito intrusivo ou restrição de crescimento sobre os incisivos, permitindo ao mesmo tempo a extrusão dos dentes posteriores.

Fabrico

O autor prefere as resinas acrílicas convencionais autopolimerizáveis (Marche ou Simplex Rapid) devido ao seu baixo custo e facilidade de manuseamento. A consistência escorregadia destas acrílicas de secagem rápida permite uma melhor penetração das irregularidades microscópicas no esmalte gravado, melhorando assim a força de ligação.

Misturar 10 partes líquidas a uma parte em pó num prato Dappen ou numa salina de vidro que tenha sido refrigerada para permitir um tempo de trabalho mais longo. Para assegurar uma polimerização completa e evitar a volatilidade do monómero, não deixar a mistura repousar durante mais de 45 segundos antes de a aplicar no esmalte.

Etch as superfícies linguísticas dos incisivos maxilares durante 20 segundos. Pintar a resina com a ponta da colher de uma espátula de Le Cron. O revestimento inicial será fluido, como um primário, mas à medida que a mistura acrílica endurece no prato, as camadas sucessivas tornar-se-ão mais espessas.

Acrescentar uma camada após a outra até que uma formação semelhante a uma estalactite tome forma. Estender os aviões de mordedura suficientemente atrás para fazer contacto com os incisivos mandibulares.

Enquanto o acrílico ainda está a curar, verificar a abertura da mordida fazendo com que o paciente oclua com os incisivos mandibulares. Segurar a extremidade plana da espátula entre os dentes posteriores para evitar a distorção do acrílico. Após a cura, utilizar papel articulado para verificar a mordida em oclusão cêntrica e em excursões laterais e para a frente. Acabar os planos de mordedura adicionando mais acrílico se necessário, ou moendo com uma broca numa peça de mão de alta velocidade. À medida que o overjet melhora, reduzir os planos de mordedura moendo-os com uma broca de diamante.

Os aviões mordedores podem ser removidos mais facilmente se o acrílico for primeiro estriado com uma broca de carboneto numa peça de mão de alta velocidade. O acrílico é então quebrado apertando-o com um cortador de arame angulado.

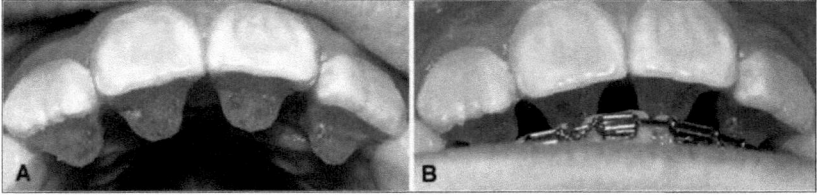

Fig. Planos de mordida em acrílico ligados a superfícies linguísticas de incisivos maxilares em pacientes com sobremordida profunda.

<u>Outras aplicações</u>

Após a correcção ortodôntica ter sido alcançada, os planos de mordedura reduzidos podem ser deixados no lugar para retenção vertical. O autor prefere colar o retentor lingual maxilar com resina composta fotopolimerizável em vez de utilizar uma placa acrílica, porque o componente inorgânico do adesivo fotopolimerizável proporciona maior resistência à abrasão. Para evitar a destorção do fio retentor, o autor utiliza aço inoxidável trançado .016" x .016" (Fig.).

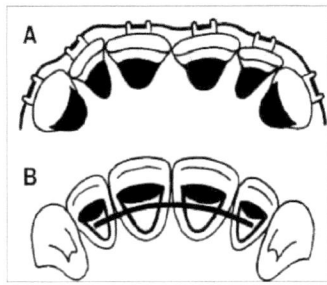

Fig. A. Aviões de mordedura linguísticos com aparelho edgewise. B. Planos de mordedura reduzidos mantidos no lugar para retenção vertical; fio de retenção trançado de aço inoxidável .016" x .016" colado com compósito fotopolimerizável.

Os aviões de mordedura acrílica autopolimerizáveis podem também ser utilizados para abrir temporariamente a mordedura durante a correcção da mordedura cruzada posterior ou anterior (Fig.).

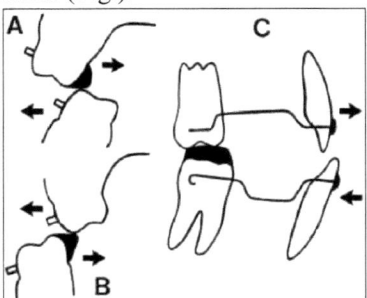

Fig. A, B. Planos de mordida ligados a superfícies linguísticas dos molares permitem o movimento transversal livre dos molares durante a correcção da mordida cruzada posterior. C. Os planos de mordida ligados a superfícies oclusais dos molares permitem a abertura temporária da mordida enquanto a mordida cruzada anterior é corrigida.

Estes biteplanos podem ser colocados lingualmente ou em laboratório, ou podem mesmo ser ligados oclusivamente para proporcionar uma mastigação mais confortável, especialmente nos primeiros molares permanentes ou decíduos em crianças e nos bicúspides ou molares em adultos.

Os aviões mordedores podem ser combinados com activadores abertos para tratamento de casos de Classe II com sobremordida profunda. Na dentição mista, quando há falta de apoio posterior devido à perda de dentes decíduos, os aviões mordedores permitem que a sobremordida seja corrigida antes de se tratar da relação entre sobrejacto e classe II. Durante o dia, quando o activador não está a ser usado, os aviões mordedores controlam ou intrudem os incisivos enquanto os dentes posteriores podem entrar em erupção. À noite, o acrílico interincisal do activador alcança o mesmo efeito.

Os aviões de mordedura linguísticos feitos de acrílico ou resina composta podem abrir a mordedura anterior e permitir que os dentes posteriores se extrudam. A contracção dos músculos dos maxilares produz uma força intrusiva sobre os incisivos quando os dentes mandibulares ocluem contra os planos de mordedura. Recomenda-se a utilização de aviões de mordedura lingüística ligeira como auxiliar de aparelhos labiais para a intrusão de incisivos, nivelamento, correcção de sobremordidas, ou alívio de interferência oclusal. Podem também ser utilizados para retenção vertical em pacientes mais jovens até que o crescimento tenha parado ou em adultos até que tenha ocorrido adaptação dentoesquelética e de tecidos moles.

Correcção profunda da sobremordida em várias técnicas
Begg Refinado -
A falta de verdadeira intrusão foi uma das maiores fraquezas da técnica tradicional do mendigo. A abertura da mordida ocorreu principalmente devido à extrusão de molares e alguma intrusão de incisivos. Este mecanismo não conseguiu melhorar o sorriso gengival. O limite máximo de intrusão de incisivos por qualquer aparelho era de 3-4mm.39

Métodos de abertura da mordida: A abertura da mordida, tal como mencionado por Proffit, pode ser feita individualmente ou em combinação com qualquer um dos seguintes métodos
- Desviamento de incisivos.
- Extrusão pré-molar ou molar
- Verdadeira intrusão de incisivos.

O procedimento de tratamento a ser escolhido de entre os acima referidos deve basear-se em determinados critérios, tal como abaixo:

1. Idade do paciente - A extrusão de posteriors seria mais estável em indivíduos mais jovens devido ao crescimento vertical compensador do ramo.

2. Padrão de crescimento - Um cultivador horizontal, durante os anos de crescimento toleraria a extrusão posterior. Contudo, em cultivadores normais ou verticais, a extrusão de molares deve ser evitada.

3. Exposição dos incisivos em repouso - Este factor determinaria quais os incisivos que precisam de ser intrudidos. Se a exposição dos incisivos superiores for superior a 3-4mm em repouso, a verdadeira intrusão é justificada. Por outro lado, se a exposição dos incisivos for normal e houver uma curva profunda de Spee num cultivador médio, a intrusão dos incisivos inferiores seria mais

essencial. Os limites de intrusão dos incisivos ortodônticos situar-se-iam na gama de 3-4 mm. Por conseguinte, a exposição dos incisivos acima de 5-6 mm em repouso deve ser pensada em segundo lugar para um regime combinado de tratamento ortodôntico-cirúrgico.

4. O perfil facial - Se o contorno facial puder tolerar ou beneficiar de alguma verticalização dos incisivos e se a discrepância espacial for moderada, a verticalização dos incisivos pode ser realizada. Mas é preciso lembrar que este tipo de abertura de mordida, se exagerada, pode revelar-se uma causa de instabilidade do procedimento de tratamento.

Vantagens com a terapia de mendicância:
É bem aceite agora que a eficiência da intrusão é maximizada com a mecânica de bypass. Arcos utilitários, arcos de intrusão de Burstone, etc. utilizam este modo para obter uma verdadeira intrusão.

A mecânica do mendigo tem vindo a utilizar a mecânica do bypass e com uma compreensão adequada dos sistemas de força, pode-se conseguir a intrusão de todas as seis antenas. A característica distintiva do tratamento de Begg é que todas as seis antenas são intrusas em conjunto. O fio redondo deriva a sua força de abertura de mordida da curva da âncora.

Esta força actua sobre os dentes anteriores através de braquetes, que são colocados na superfície labial dos incisivos, ou seja, longe de um longo eixo de dentes sobre o qual se encontra o centro de resistência. Dependendo da direcção da força intrusiva em relação ao longo eixo do dente, o dente sofreria uma quantidade variável de intrusão e de inclinação da coroa/língua da raiz labial.

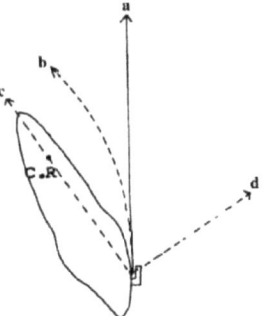

Fig. 'a' a força intrusiva resultante da trajectória curva da deflexão do arco 'b' é resolvida em duas componentes 'c' e 'd', esta última tendendo a provocar queima labial.

Este deslocamento rotacional é indesejável, excepto na divisão 2 da Classe II, e é impedido pela utilização de elásticos de Classe II durante a fase I. No entanto, a força de Classe II não só tem um componente horizontal que proporciona esta resistência, como também tem um componente vertical que reduz a magnitude da

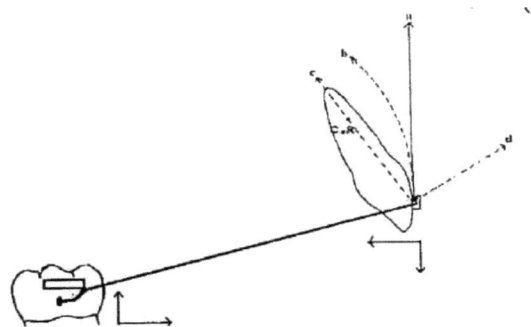

Fig. 13.16. Resolução da força gerada pelo fio de arco e da força elástica de Classe II.

força intrusiva. A componente horizontal adicional da força elástica afecta a direcção da força resultante da rede.

13.16).

Intrusão de incisivos preferida do que posterior extrusão porque...
1. Reduz e/ou evita o sorriso gengival.
2. Os apices são colocados numa zona mais espessa de osso esponjoso, o que facilita os movimentos radiculares.
3. A extrusão em pacientes adultos é normalmente instável.

A abertura da mordida é geralmente feita na Subestágio IB com 0,018" premium/premium plus archwire e elásticos de luz/ultra de luz de Classe II.

A interacção entre a força intrusiva e elástica determina tanto a magnitude como a direcção da força resultante. O local da curva de abertura da mordida é igualmente importante.

Mendicância convencional - Elásticos de classe II e curvas de abertura de mordidas foram dadas independentemente da proclinação dos incisivos superiores. Isto resultou em muito pouca intrusão e pronunciadas inclinações descontroladas. Assim, no Begg Refinado, o excesso de proclinação e/ou retroclinação é corrigido na subestágio IA antes de se proceder à intrusão de antenas.

Mecanismo de Intrusão...
1. **Magnitude da Força de Intrusão...**
a. **Valor de força intrusiva óptimo...**

Muitos autores têm sugerido a força intrusiva óptima que varia entre 15-30g por incisivo superior e ligeiramente superior para os caninos superiores.

Kesling declarou em 1985 que as curvas de abertura da mordida geram forças intrusivas de 1,5 e 1,2oz de magnitude respectivamente nas linhas médias superior e inferior. A componente extrusiva dos elásticos de Classe II é de aproximadamente 1oz. Assim, a força intrusiva líquida nos incisivos superiores é de 0,5oz na linha média / 14g para 3 dentes / 3g/ dente. Esta força está muito abaixo da força óptima sugerida por muitos autores e esta pode ser a razão para a falta de intrusão na mendicância convencional.

"Esta magnitude de força espalhada por 3 dentes i.e. 5g em cada dente é demasiado pequena para uma intrusão activa"

Segundo o Dr. Jayade39, para uma intrusão activa, a força deve ser de 60-70g na linha média após a negação do componente extrusivo dos elásticos de Classe II. Os incisivos superiores devem receber o dobro da força necessária para a intrusão dos incisivos inferiores.

b. **Elásticos leves de classe II...**

Hocevar sugeriu 120g de força de arame e 60g de força elástica de Classe II é eficiente para intrusão. Mas, de acordo com o Dr. Jayade, este valor está do lado superior. A força intrusiva líquida de 60gms pode ser obtida por 75g de força de fio em arco e modificação da força elástica.

Modificação dos elásticos...

1. Utilizar força elástica leve de Classe II por um período mais longo de 2-5 dias. Estes baixos valores de força não afectam negativamente a retracção concomitante, pois sabe-se que uma força tão leve como 5g é capaz de conseguir movimentos de inclinação na prática do mendigo.

2. O Sims sugeriu a utilização de elásticos 3/8 ultra-leves (corrediça de estrada). Continuar o mesmo elástico durante 4-5 dias até se partirem.

A força necessária para uma intrusão eficaz depende de
1. Diferentes tamanhos de raiz e inclinação dos dentes
2. Diferentes comprimentos de arco de arame e estiramento de elásticos
3. Mudança no tamanho da arcada dentária como movimentos dentários
4. Resposta biométrica individual
5. Mudança da força elástica durante o repouso e a função

c. **Tamanho do fio de arco para maior força intrusiva...**

O tamanho do fio de 0,016"/.406mm não é adequado para uma maior magnitude de força, uma vez que a curva da âncora deve ser muito íngreme / 80° ou mais.

Isto resultará na perda do controlo molar.

Os Sims medem forças geradas por diferentes tamanhos de arame, grau de curvatura da âncora e a sua localização.

Diâmetro do fio (mm)	Curva de âncora (Grau)	Intrusão (Gm) Incisor	Relação força adequada
0.356	45	25	1
0.406	45	35	1.4
0.457	45	55	2.2
0.508	45	70	2.8
0.406	30	15	1
0.406	45	30	2
0.406	60	50	3.3
0.406	80	70	4.7
0.406	8	25	1
0.406	5	35	1.4
0.406	3	40	1.6
0.406	0	60	2.4

Mollenhauer sugere a utilização de 0,018" premium plus para a intrusão dos incisivos superiores. Isto pode gerar 75g de força se dobrado a 50°. Mas pode ancorar os molares de ancoragem distalmente, especialmente se não houver dentes distal para ancorar o molar. Por conseguinte, deve ser usado com cautela.
Formas de reduzir a inclinação distal...
1. Elásticos verticais distantes das curvaturas de arcos curvos
2. Os tubos molares podem ser utilizados tanto no primeiro como no segundo molares para obter ancoragem vertical de dois molares em ambos os lados
3. Mollenhauer defende curva de abertura da mordida em 0,018" em vez de curva de abertura da mordida.

2. Sentido da força resultante...
Tal como Hocevar afirmou, os dentes respondem à força resultante mas não à força individual. Os dentes anteriores responderiam à resultante da força intrusiva gerada pelo fio e à força de retracção gerada pelo elástico. A resultante deveria idealmente passar por Cres de incisivos superiores/fechar a /paralelo a longo eixo dos dentes.
A direcção e magnitude do resultado depende de
1. Magnitude da força intrusiva
2. Magnitude e direcção da força elástica

O gráfico mostra como a magnitude da mudança resultante quando a quantidade de força intrusiva é aumentada enquanto a força elástica é mantida.

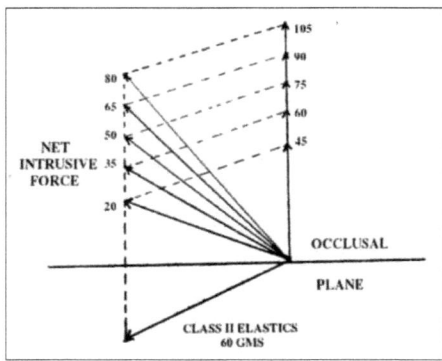

Fig. Mudança sucessiva na orientação da força resultante para mais vertical, aumentando a força intrusiva, enquanto que a força de Classe II é mantida constante.

Inferência-

1. A inclinação diferente das antenas exigiria uma combinação diferente de força intrusiva e elástica para manter a resultante paralela e na proximidade de um longo eixo de antenas.

Severamente proclinado...

A baixa força de intrusão de 45g juntamente com a força elástica leve de Classe II daria uma resultante próxima de Cres mas palatal. Esta combinação irá intruir as antenas em certa medida e retraí-las gradualmente.

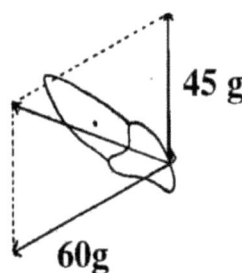

Uma vez que a proclinação reduz ligeiramente...
Aumentar a força aumentando a dobra inicialmente e mais tarde aumentando o tamanho do arame.

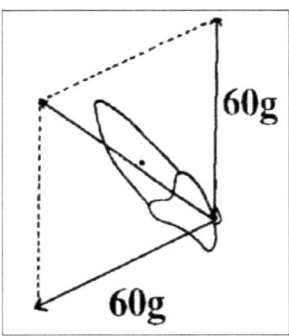

2. A mudança na orientação vertical da resultante torna-se cada vez menor para os mesmos incrementos de aumento da força intrusiva quando combinada com uma força uniforme de Classe II. Ou seja, quando a força resultante for mais vertical, será necessária uma força intrusiva elevada. Tais forças elevadas causarão um efeito recíproco indesejável nos molares e, por conseguinte, é importante manter as forças intrusivas dentro de limites que podem ser feitos por...
1. Força elástica de classe II de menor magnitude (2oz para maior duração/ elásticos finos deultra) associada a uma quantidade moderada de força intrusiva. Isto altera em certa medida a orientação dos elásticos resultantes.

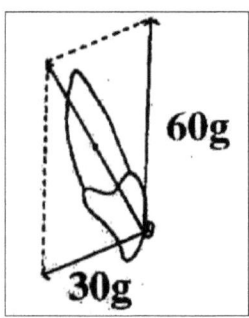

2. A força de contenção de Classe I superior pode ser utilizada após a melhoria da inclinação dos incisivos.

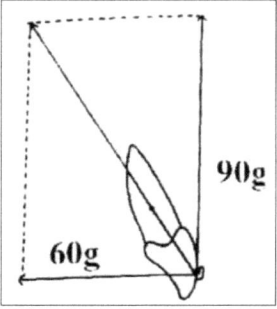

Liu e Hershelb-
Sugeriram a utilização de elástico Classe I após reforço da ancoragem do molar superior com TPA e ligando o primeiro e segundo molar para formar ancoragem em bloco. Recomendam o uso de 80g de força intrusiva para intrusão ligeira e 100g se for necessária mais intrusão.

3. Uma vez que a inclinação melhora e o incisivo é mais vertical, a aplicação elástica pode ser dada na direcção oblíqua (apontando anteriormente para baixo). Isto não só reduz a inclinação dos incisivos por inclinação controlada, mas também é adequado em magnitude cerca de (15-20g em cada dente) para provocar a intrusão activa dos incisivos.

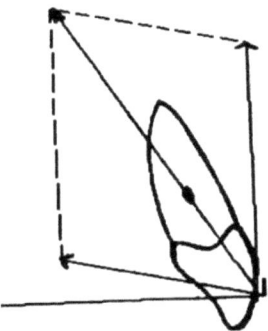

Deve notar-se que o fio gerado pela força intrusiva necessária para esta aplicação é menor, de modo que o efeito recíproco sobre os molares seria menor.

4. Pode ser aplicada força de tracção elevada sobre os incisivos superiores. Contudo, este procedimento tem o risco de que a força do arnês e a força do fio intrusivo possam aumentar a força resultante para causar danos nas raízes e tecidos periapicais. Também a combinação de fio redondo do suporte de arame não proporciona melhor controlo. Por conseguinte, esta aplicação não é recomendada.

5. Se os incisivos forem rectos/ligeiros como na Classe II divisão 2, podem ser sujeitos a forças intrusivas do arco no início do tratamento. Os suportes são colocados apenas em incisivos centrais retroclinados ou incisivos centrais e laterais que estão acoplados ao fio de arco. Os elásticos de classe II/I não são dados. Podem ser utilizados elásticos verticais distal. Quando os incisivos se inclinam labialmente em medida favorável, todas as antenas restantes são entrelaçadas.

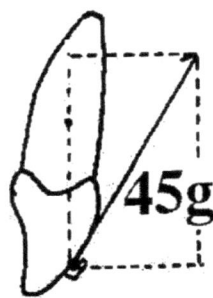

Intrusão usando elásticos palatinos e braços de poder:
A verdadeira intrusão requer a passagem do vector elástico acima do plano oclusal. Isto poderia ser possível quer utilizando um vector elástico de Classe I (vector elástico horizontal) como proposto por Liu, quer através de acessórios adicionais tais como elásticos palatinos propostos pelo Dr. V. P.Jayade ou os

braços de poder propostos pelo Dr. Jyothindra Kumar.

Power arms - pela Dra. Jyothindra Kumar

Estes são adjuntos simples mas úteis que ajudam a deslocar o vector de força elástica para um nível superior. Apresentam-se sob a forma de um fio de aço inoxidável 0,018 X 0,025" dobrado sob a forma de ganchos que se encontram distalmente. Estes são inseridos num tubo auxiliar que é gengival ao tubo molar padrão. Os elásticos amarelos claros utilizados a partir deste ponto até ao círculo cúspide no fio superior, apontando anteriormente para baixo. Também aqui a análise da força poderia ser feita utilizando o traçado de um cefalograma com os elásticos revestidos com bário para melhorar a sua visibilidade na radiografia.

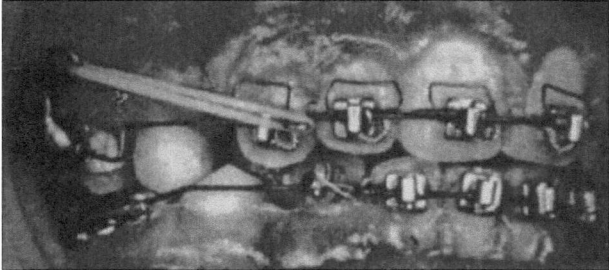

Fig. Diagrama mostrando elásticos de braço de potência.

Elásticos palatinos...

Isto envolve as forças dos lados labial e palatino dos incisivos dando melhor controlo e arco transpalatal, o que ajuda a resistir ao efeito extrusivo nos molares devido ao contacto constante com a língua.

O arco transpalatal é feito de fio de aço inoxidável de 0,9mm. Transporta os ganchos que são dobrados ou soldados para se deitarem em linha com os incisivos laterais. O arame em forma de ómega é soldado no centro, é mantido ligeiramente mais baixo do palato, repousa no dorso da língua.

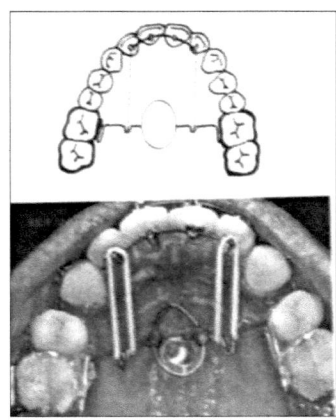

Quatro suportes adicionais são colados na superfície palatina dos incisivos superiores de forma mais gengival com ranhuras viradas incisalmente. Coloca-se um fio seccional de aço inoxidável de 0,016" que é contornado para seguir as curvaturas gerais do arco e com as extremidades dobradas, é fixado em quatro braquetes palatinos. Os pinos de chapéu alto podem ser utilizados para ajudar no engate dos elásticos palatinos nos incisivos laterais. Os elásticos leves são aplicados desde ganchos até pinos de chapéu alto. Nenhum elástico é dado a partir de aspectos bucais.

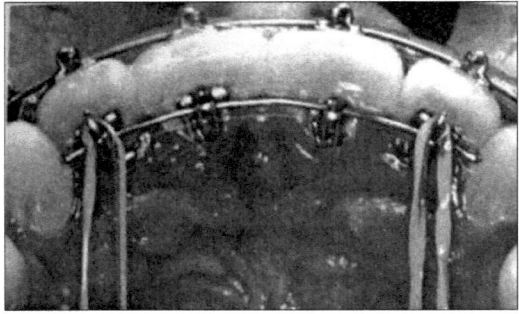

Mecânicos-

A força dos elásticos palatinos não só neutraliza a componente de proclinação labial do fio de arco, como também aumenta a força intrusiva deste último. Ao variar as quantidades de força intrusiva de acção labial e força elástica de acção palatina, a direcção e magnitude da força resultante pode ser controlada para que passe perto do Cres dos dentes.

Isto pode ser feito com bastante precisão com a ajuda de um cefalograma que ajuda na construção do paralelogramo para estimar a quantidade de força intrusiva

e elástica. É tomado após o revestimento dos elásticos palatinos com bário para que a sua sombra possa ser rastreada para conhecer a direcção dos elásticos palatinos.
Uma linha é desenhada em ângulo recto com o vão do arco na ranhura do suporte dá a direcção da força intrusiva. Estes dois formam os lados do paralelogramo. Uma linha que une a sombra do suporte ao Cres do incisivo superior actua como a hipotenusa do paralelogramo. É prolongada até ao comprimento necessário utilizando qualquer escala adequada (por exemplo 20g=1cm) para denotar uma resultante de força de 60g. O paralelogramo é completado de modo a resolver a força resultante em duas forças, de modo a conhecer a sua magnitude. O comprimento duas forças (usando a mesma escala) dará os valores destas duas forças. Seleccionando um tamanho elástico adequado e manipulando o grau de curvatura da âncora, estes valores de força podem ser obtidos no mês.

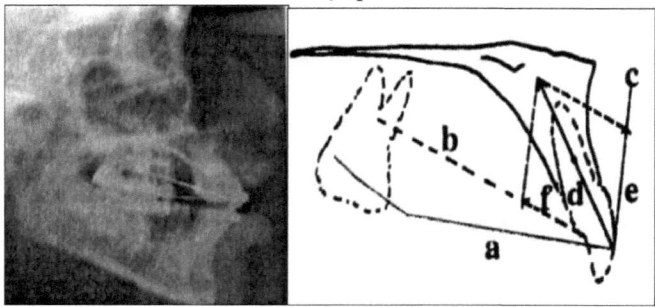

Fig. a - Sombra de vão de arame
b - Sombra de elásticos palatinos
c - Direcção da força intrusiva em ângulo recto com a.
d - Resultado esperado.
Quando se resolve construindo paralelogramo dois lados do paralelogramo e e f representa a força intrusiva necessária e a força elástica.

LOCALIZAÇÃO DAS CURVAS DE ABERTURA DAS MORDIDAS...

Curva de âncora

A curva convencional de abertura de mordida, colocada de 3mm mesial a tubo molar tende a causar mais intrusão de caninos e progressivamente menos intrusão de laterais e centrais devido à curvatura do arco na área canina.

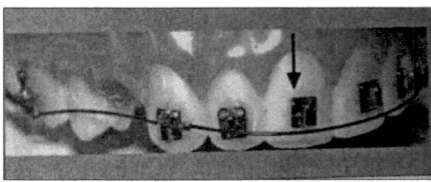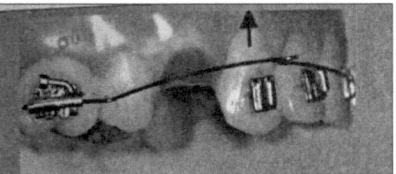

Curva de empena

As curvas de empena colocadas distalmente aos caninos (normalmente dadas na terceira fase para manter a abertura da mordida atingida nas fases anteriores) tendem a causar extrusão relativa dos caninos enquanto há intrusão progressiva dos incisivos centrais e laterais.

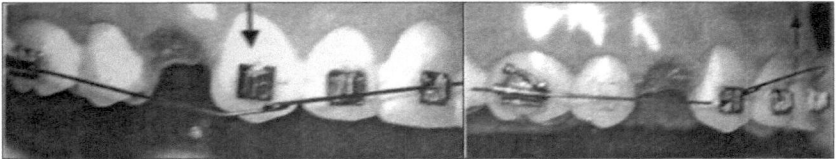

A modificação de Hocevar

É dobrado de ambos os lados dos caninos onde os incisivos centrais são submetidos a intrusão enquanto os caninos e incisivos laterais são submetidos a extrusão (canino>lateral) no que diz respeito aos incisivos centrais.

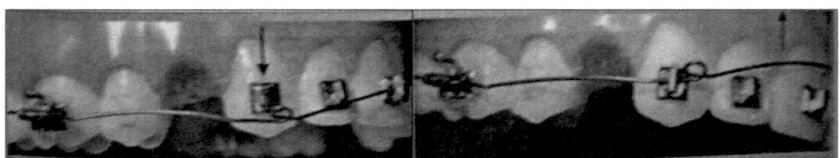

1. A modificação de Kameda

É simultaneamente âncora e curva de empena que é a mesma que a curva de abertura da mordida. Caninos e pré-molares, se forem extrudidos com braçadeira, enquanto os laterais e centrais experimentam intrusão progressiva.

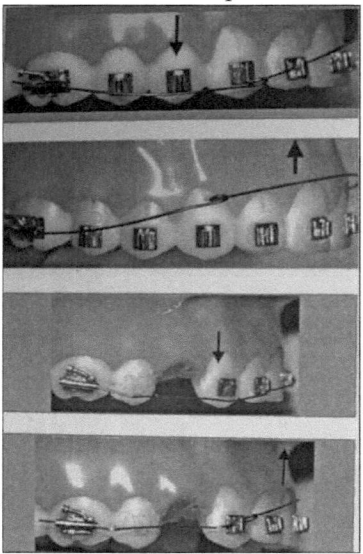

Para uma intrusão uniforme de todos os 6 anteriores...
I. **Mildgingivalcurve**

É incorporado na secção anterior, começando no mesial de um círculo cúspide até ao ponto correspondente do outro lado. Isto é semelhante à curva dada por Swain. Isto deve elevar o arco no ponto médio em cerca de 3 mm por cima de parênteses.

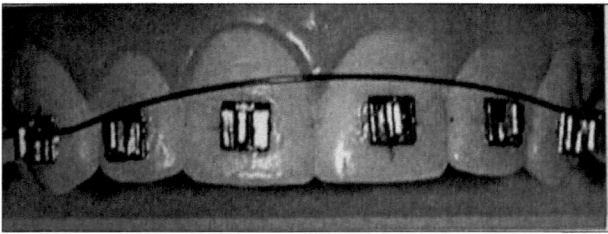

Curvatura do fio...

Porção anterior e círculos cúspides são formados como habitualmente, duas pequenas curvas iguais colocadas cada círculo mesial a cúspide. Embora isto dê o aspecto de curva gengival anterior, também teria causado a inclinação para dentro do círculo cúspide e secções posteriores. Assim, utilizando alicate de contorno de arco virado para baixo, a parte anterior curva desde a linha média para ambos os lados até aos círculos cúspides são paralelos ao plano do arco.

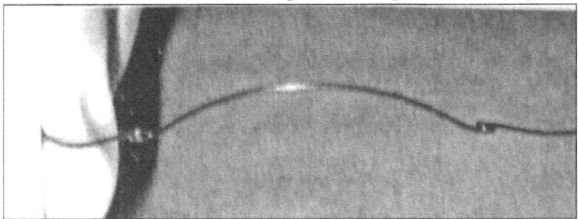

2. Curva gengival com passo vertical para cima

A curva vertical de 4-5mm de altura é dada de 2-3mm de mesial a tubo molar em ambos os lados. A curva de âncora de grau requerido é colocada na extremidade superior do degrau.

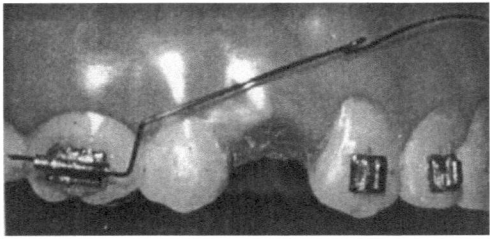

Na realidade, a curva de escalada fez cinco mm em frente dos tubos molares. Quando a ponta para trás dobra dada e o fio de arco trazido para baixo do vestíbulo para o suporte do incisivo, empurra o degrau para distal em dois mm. A força intrusiva do ponto mais acima em relação ao oclusal, compensa a relativa acção extrusiva da curva gengival sobre os caninos.

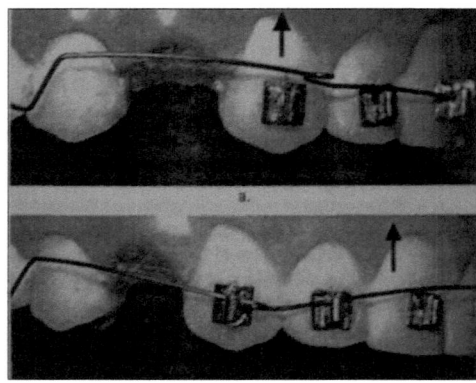

Assim, o passo vertical para cima e a inclinação para trás intrudem o canino, que por sua vez fornece apoio à curva gengival para intrudir os incisivos. Isto resulta numa intrusão uniforme de todas as seis antenas. Quando vistas de cima, elas convergem ligeiramente para oclusal para evitar o impacto nos tecidos gengivais.

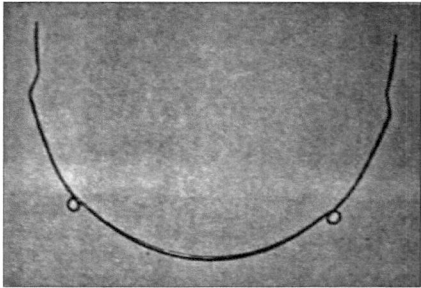

Mesmo um tal desenho pode extrudir os caninos em relação aos incisivos laterais. Fazendo um círculo cúspide de tal forma que o segmento posterior se mantém gengival e anterior é oclusal impede isto. As curvas verticais escalonadas são muito eficazes na intrusão anterior, mas também tendem a inclinar os molares de ancoragem distalmente, especialmente quando estão ausentes os molares de ancoragem distal a molar. O excesso de inclinação dos molares pode ser evitado por...
1. Elásticos verticais distal 2. se o segundo molar entrar em erupção - ambos os molares em casos de mordedura profunda severa

Regras Cardeais -
1. Medir a força de abertura da mordida
2. Tentativa de intrusão só depois de melhorar a inclinação dos incisivos
3. Usar fios mais rígidos - 016/018", Premium/ Premium Plus
4. Cuidado ao dar a curva da âncora

5. Se a abertura da mordida abranda
- Verificar se há proeminências de raiz - canino
- Adoptar estratégia alternativa

Sumário -

É mais fácil compreender a mecânica da intrusão, considerando a aplicação de uma única força ou a resultante de mais de uma força, em relação aos centros de resistência dos incisivos do indivíduo. A verdadeira intrusão é possível quando a aplicação de força deve passar através de Cres/close a ela.

Os dentes estão sujeitos a duas forças, ou seja, a força de retracção dos elásticos de classe II e a força intrusiva gerada pelas curvas de âncora no arco. Os resultados destes dois determinam a intrusão como os dentes anteriores superiores respondem às necessidades de intrusão.

Magnitude e direcção da resultante pode ser alterada por -
1. Magnitude e/ou direcção da força de retracção
2. Magnitude da força intrusiva

Sistemas de força ortodôntica

A eficiência da técnica do Begg sofre porque os elásticos de Classe II sobrecarregam as curvas de ancoragem, que normalmente não produzem força suficiente para o controlo vertical dos incisivos maxilares. Isto pode ser melhorado através da atenção aos detalhes e modificações. As curvas de abertura de mordidas nos fios de arco distais aos caninos e incisivos laterais, longos (6,5 mm), tubos molares mesiogingivalmente angulados e colocação de elásticos intermaxilares nas extremidades distais dos tubos são todos úteis. [40] Elásticos inter-maxilares "de verificação", tendo uma extremidade sobre a extremidade posterior do fio do arco maxilar, ambos os fios sob a extremidade do fio do arco mandibular e a outra extremidade até aos dentes anteriores maxilares, reforçar as curvas de âncora e extrudir os molares superiores e inferiores, mantendo-os na vertical. Aumentam a abertura da mordida na fase I e neutralizam os efeitos adversos dos auxiliares na fase III.

Desenho melhorado do fio de arco

Muitos casos tratados com a técnica do Begg apresentam graus variáveis de mordida aberta na área canina-premolar durante o tratamento, alguns deles desenvolvendo-a na fase I e retendo-a até que os aparelhos sejam removidos (Fig.).

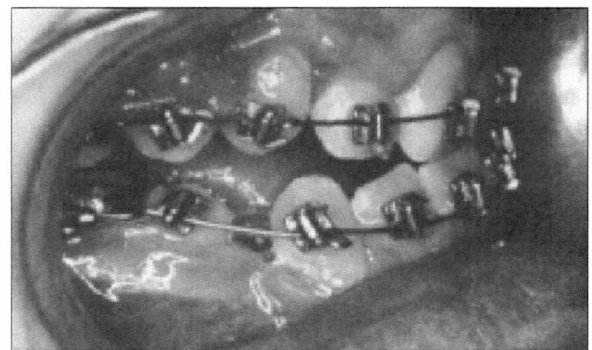

Fig. Mordida aberta lateral causada por arco de arame arqueado.

Isto aponta para uma deficiência no desenho de arame de arco padrão. Num caso típico, como um fio de arco convencional com dobras de âncora é desviado de modo a assentar totalmente nos suportes dos incisivos centrais, arqueia-se de tal forma que se situa, ou apenas gingival à entrada dos suportes dos incisivos laterais e definitivamente gingival aos suportes dos caninos (Fig. A). A colocação de tal fio nos seis braquetes anteriores tem o efeito de uma intrusão relativa recíproca de caninos e extrusão de incisivos centrais (Fig. B).

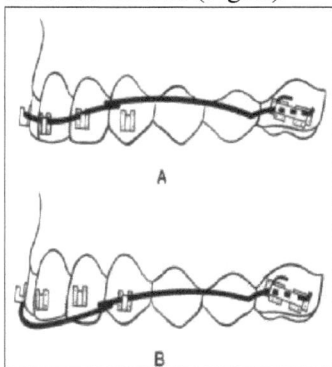

Fig. Arame típico do arco Begg tende a intrometer caninos e extrudir incisivos uns em relação aos outros.

Mesmo que o arame não se curvasse no acoplamento inicial e encaixasse todos os caninos e incisivos de forma uniforme, os caninos, estando mais próximos dos molares, experimentariam, pelo princípio da alavanca, uma força mais intrusiva do que os incisivos e experimentariam-na primeiro. Assim, eles seriam intrusos; dissipando alguma da força e o fio curvar-se-ia ligeiramente, deixando os incisivos para trás.

Modificações -
1. Ligeiras **curvas** mesiais e distais de **abertura das mordidas** para os caninos ajudam a assegurar uma abertura eficiente das mordidas, nivelar os planos oclusais e até mesmo a oclusão.

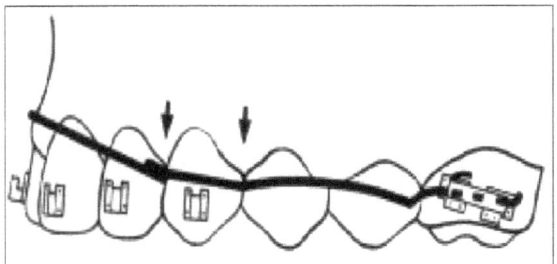

Fig. Ligeiras curvas de abertura de mordidas (com setas) mesiais e distais aos caninos ajudam a assegurar uma abertura eficiente de mordidas, planos oclusais nivelados, e até mesmo a oclusão. O fio é mostrado quase totalmente activado (engatado) para ilustrar o efeito.

A modificação do fio do arco é recomendada para utilização em todos os casos de sobremordida moderada a profunda em todas as fases de tratamento em ambos os arcos. As curvas de abertura das mordidas são colocadas em frente às superfícies distais dos caninos e nos anéis, de modo a colocar o fio ligeiramente gengival aos suportes dos incisivos quando está totalmente assentado nos caninos. Nos casos em que os incisivos tenham entrado em erupção, tal fio de arco parecerá exercer uma força extrusiva sobre os caninos relativamente aos incisivos inicialmente, mas, uma vez que as curvas de âncora estão a produzir força dirigida gengivalmente em toda a porção anterior do fio, esta configuração, quando devidamente ajustada, irá apenas assegurar que a força intrusiva seja aplicada de forma mais eficaz sobre os incisivos. A ideia não é intruir os incisivos à custa da extrusão canina, mas sim evitar o oposto. As curvas da âncora devem ser ajustadas de modo a que o fio do arco activado forneça o nível desejado de força vertical. Esta força é determinada, não apenas pelo grau de qualquer uma destas curvas, mas pela deflexão vertical da porção anterior do fio para engatar os parênteses.

2. Angulação gengival dos tubos bucais...
Dez Hoeve, Mulie e Brandt defenderam a angulação mesiogingival dos tubos molares maxilares. Há vantagens definitivas em angular as extremidades mesiais de todos os tubos bucais de forma gengival. O grau de curvatura de âncora necessário é reduzido, simplificando o controlo dos molares e diminuindo o risco de curvatura de âncora, de rolar para dentro ou para fora do dedo do pé.

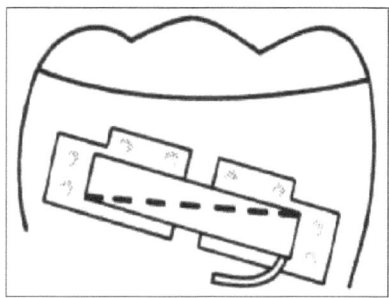

Fig. Angulação mesiogingival consistentemente correcta dos tubos molares é obtida facilmente fazendo uma marca de arranhão na banda paralela à superfície oclusal na altura desejada e depois soldando o tubo diagonalmente através do arranhão de modo a que os pontos mesio-oclusais e disgengival das extremidades do tubo fiquem na linha.

Este método determina automaticamente a posição correcta para o tubo, independentemente da inclinação do molar na maloclusão.

Os factos de que os próprios tubos dirigem os fios do arco de forma gengival e que as curvas da âncora são reduzidas ajudam a manter os vãos bucais críticos não suportados dos fios do arco também fora do caminho da oclusão, minimizando assim a distorção.

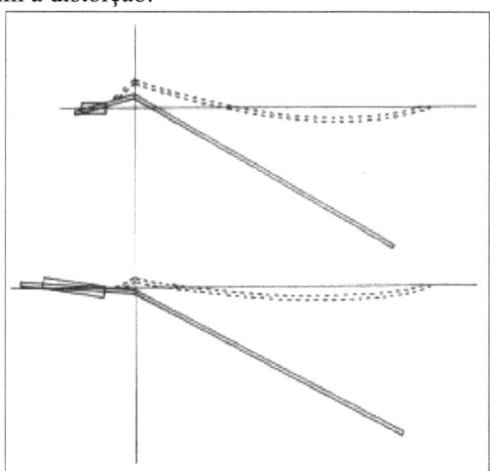

Fig. Com tubos molares curtos, orientados horizontalmente (topo), quando os fios do arco são fixados em suportes de incisivos (linhas quebradas), as curvas de ancoragem são colocadas de modo a serem muito susceptíveis de serem deformadas por mastigação. Este não é o caso dos tubos longos, mesiogingivalmente angulados (em baixo).

Em ambas as ilustrações, os fios do arco são activados através do mesmo alcance e, assim, fornecem a mesma força aos molares e incisivos, mas o grau de curvatura da âncora na ilustração superior é duas vezes maior do que na inferior. A brevidade do tubo na ilustração superior é exagerada para enfatizar o seu efeito. Numa situação clinicamente realista, a maior parte da vantagem retratada na ilustração inferior deve-se à angulação do tubo mesiogingival, mas os efeitos do comprimento do tubo e da angulação são aditivos.

As extremidades distais dos fios apontam para longe da gengiva, pelo que há menos hipóteses de o seu tratamento parar de progredir ao contactar a gengiva ou os segundos molares, e são mais facilmente acessíveis tanto para o operador como para o paciente. As extremidades distais dos fios do arco estão ligeiramente mais afastadas do centro de resistência quando os tubos são angulados, outro factor para aumentar o momento criado pelos elásticos de classe II.

3. **Comprimento dos tubos bucais...**

O comprimento dos tubos bucais é também um factor de eficiência dos aparelhos. Os tubos de mendigo estão comercialmente disponíveis em comprimentos de 4,5 e 6,5 mm. Os tubos mais curtos oferecem um pouco menos de controlo; as curvas de âncora e as curvas de entrada e de saída devem ser ligeiramente maiores. Os tubos mais longos fazem o uso mais eficiente das curvas de âncora e das vantagens de usar elásticos intermaxilares a partir das extremidades distais dos fios do arco, segurando os elásticos mais longe do centro de resistência de modo a criar maiores momentos de inclinação mesial nos molares.

4. **"Verificar" elásticos...**

A interacção das curvas de ancoragem e dos molares é recíproca; ou seja, enquanto o fio do arco tende a inclinar os molares para distal, os molares dirigem a porção anterior do fio gengivalmente, fornecendo "ancoragem" no plano vertical. Esta ancoragem vertical pode ser reforçada pelo simples expediente de um padrão de desgaste elástico intermaxilar que Hocevar apelidou de "elásticos de verificação" (para a marca ^ que a configuração se assemelha). Uma extremidade do elástico é enganchada sobre a extremidade distal cinzelada do fio do arco superior, ambos os fios são enganchados sob a extremidade distal cinzelada do fio do arco inferior (não são necessários ganchos especiais) e a outra extremidade é colocada sobre o gancho elástico superior ("anel") mesial ao canino.

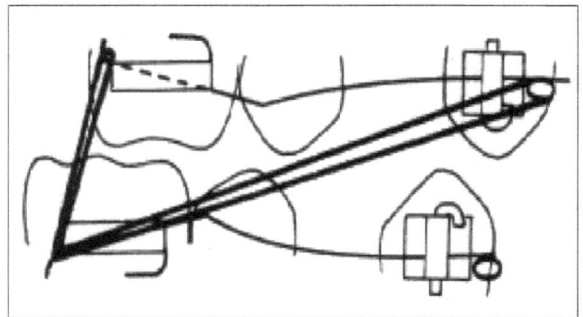

Fig. Um "elástico de verificação" no lugar.

Isto difere do elástico "triangular" na medida em que elimina o indesejável cordão horizontal ao longo do arco superior que colocaria uma força mesial nos molares superiores e causaria a perda de ancoragem maxilar.

Os elásticos de verificação fornecem força vertical oclusivamente dirigida na extremidade da cauda de cada fio do arco que, em concertação com as curvas de ancoragem, provoca a extrusão dos molares superiores e inferiores; contraria a tendência das curvas de ancoragem a inclinar os molares para distal; e ao tender a inclinar os molares para a frente contra as curvas de ancoragem, permite que as porções anteriores dos fios do arco exerçam força mais apicalmente dirigida sobre os incisivos e caninos. Estes elásticos podem ser utilizados para os molares verticais de ponta distal sem perda de controlo da abertura da mordida; mesmo com as curvas de ancoragem reduzidas ou eliminadas, a inclinação dos elásticos dos molares mesiogivalmente contra os fios do arco mantém alguma força intrusiva sobre os incisivos.

Os elásticos de verificação têm algumas desvantagens menores. Tendem a "enrolar" tanto os molares superiores como os inferiores lingualmente, produzem frequentemente mobilidade molar e são um pouco mais difíceis para os pacientes aprenderem a colocar do que os elásticos de Classe II. A "rolagem" é facilmente impedida pela expansão dos fios do arco; tanto os fios superiores como os inferiores necessitam de mais expansão para compensar as verificações do que os elásticos de Classe II necessitariam para os inferiores. A mobilidade molar não parece ser um problema real; as radiografias periapicais não mostraram patofose, mesmo em adultos cujos molares exibiram extrema mobilidade. Serve como uma indicação altamente fiável de cooperação de desgaste elástico; se os elásticos forem usados fielmente, os molares serão móveis, a menos que esteja a ser utilizado um plano de mordedura ou que todos os dentes estejam engatados nos fios do arco, como na fase III. A mobilidade pode ser mais marcada nos pacientes que apertam ou bruxos, mas os planos de mordida anteriores utilizados em conjunto com os elásticos de verificação nestes pacientes impedem a mobilidade, ao mesmo tempo que facilitam a rápida extrusão dos molares. Os doentes sem destreza podem normalmente aprender a colocar os elásticos de verificação com bastante facilidade se lhes tiver sido permitido usar elásticos normais de Classe II no primeiro intervalo de consulta.

O artigo considerou especificamente a técnica do Begg, mas muitos dos pontos discutidos são de igual relevância para outros sistemas.

1. A retracção dos incisivos superiores merece uma análise e aplicação cuidadosa do sistema de forças, particularmente nos muitos casos em que a intrusão é desejável.
2. As curvas de âncora, como comummente utilizadas na técnica convencional do Begg, não são susceptíveis de ter um efeito significativo no movimento dos incisivos superiores.
3. Ligeiras dobras de abertura de mordidas mesiais e distais aos caninos em todos os fios do arco podem ajudar a garantir que a força intrusiva é fornecida principalmente aos incisivos, e a manter os arcos de nível.
4. A força intrusiva vertical nos incisivos mandibulares pode causar proclinação, a menos que
    acompanhado por alguma força distal.
5. Há muitas razões para cingir rotineiramente quase todos os fios do arco nas extremidades distais de
    os tubos vestibulares durante todo o tratamento.
6. O posicionamento dos elásticos intermaxilares nas extremidades posteriores dos fios do arco, utilizando tubos longos bucais e angulando todos os tubos mesiogingivalmente, são factores importantes na redução eficiente da sobremordida.
7. Os "elásticos de verificação" podem proporcionar um potente mecanismo de redução da sobremordida, causando extrusão dos molares maxilares e mandibulares e contrariando a tendência das curvas de âncora para inclinar os molares distalmente, ajudando assim à intrusão dos incisivos.
8. Um aparelho convencional de Begg fase III tende a rodar o plano oclusal, e especialmente o arco maxilar, para baixo na frente e para cima nas costas e a aprofundar a sobremordida.
9. A tendência acima referida pode ser contrariada pelo uso rotineiro de elásticos de verificação na maioria dos casos. Os arneses cervicais para os molares superiores ou os arneses anteriores de alta tracção podem ser preferíveis em alguns casos de tipos específicos.

Movimento controlado de incisivos maxilares na técnica do mendigo

O sistema de força e ancoragem utilizado na técnica Begg tem uma falha inerente na sua capacidade de conseguir a intrusão dos incisivos maxilares, o que é frequentemente indicado no tratamento. Para além disso, a ronda dos incisivos maxilares durante a sua retracção provou ser mecânica e biologicamente desvantajosa. Utilizando os princípios Begg, foi concebido um sistema de força modificado41, no qual são utilizadas a tracção elástica de Classe I e fortes curvas de ancoragem, juntamente com uma unidade de ancoragem reforçada (ancoragem em bloco transpalatal), para conseguir um movimento controlado e eficiente dos incisivos maxilares.

Uma desvantagem importante da técnica do Begg é a dificuldade de intrusão dos incisivos maxilares durante a sua retracção. De facto, os incisivos maxilares são frequentemente extrudidos, não resistindo à tentativa feita na clássica técnica Begg de inibir a extrusão dos incisivos através do aumento das dobras de âncora no fio do arco maxilar. A componente vertical da tracção elástica de Classe II contraria a força intrusiva das curvas de âncora e os incisivos maxilares extrudem em alguns casos. Além disso, a inclinação distal e a extrusão dos molares superiores foram observadas em resposta às pesadas dobras de âncora no fio de arco, o que dissipa ainda mais a força intrusiva desejada sobre os incisivos maxilares

Para contornar estes efeitos adversos, uma modificação da técnica Begg foi concebida para proporcionar um movimento controlado dos incisivos maxilares através de um sistema de força individualizado e consolidação da ancoragem. Em vez de utilizar tracção elástica de Classe II, a tracção elástica de Classe I é judiciosamente combinada com fortes curvas de ancoragem. A consideração deliberada da conservação da ancoragem é essencial, porque a resultante das forças retractivas e intrusivas que se encontram à distância dos molares maxilares induzirá movimentos adversos ou perda da ancoragem.

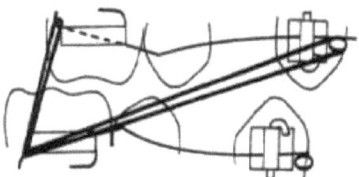

Fig. A. Vista lateral mostrando molares maxilares prolongados, extrudidos, e rodados no sentido dos ponteiros do relógio como resultado da tracção elástica de Classe I e fortes curvas de âncora.

No sistema de força modificado, a ancoragem dos dentes posteriores é reforçada pela consolidação dos dentes posteriores superiores esquerdo e direito numa unidade sólida reforçada com uma barra transpalatina. Esta barra é soldada aos primeiros molares superiores, porque o encaixe friccional numa fechadura lingual pode induzir o jogo habitual pela língua. Além disso, os fios bucais e linguais são soldados às bandas para uma imobilização máxima. Não é feito qualquer esforço para alinhar os dentes posteriores antes da construção da barra transpalatina, na suposição de que um dente relativamente não mexido proporciona a melhor ancoragem. Este método é referido como ancoragem de blocos transpalatais ou TPBA.

Concepção do sistema de força -
No cefalograma de pré-tratamento, é desenhada a posição antecipada de pós-tratamento do incisivo maxilar. Além disso, os eixos longos através dos contornos pré e pós-tratamento dos incisivos superiores (L1 e L2) são desenhados até se intersectarem. O ângulo (0) entre os dois eixos longos (L1 e L2) define a quantidade de rotação necessária para corrigir o overjet do incisivo maxilar.

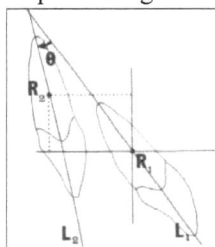

Fig. Análise do movimento dos incisivos para a técnica do mendigo modificado. O ângulo q, formado pelos longos eixos dos incisivos (L1, e L2), define a quantidade de rotação para a correcção do overjet. As distâncias projectadas de R2 do eixo X e do eixo Y indicam a quantidade de intrusão e retracção necessária dos incisivos superiores, respectivamente.

O centro de resistência dos incisivos centrais maxilares nas posições de pré- e pós-tratamento é arbitrariamente fixado em 40% do comprimento da raiz (ou seja, a distância da crista óssea alveolar até ao ápice da raiz). Um sistema coordenado é traçado com a sua origem no centro de resistência do incisivo maxilar pré-tratamento (R1) e a abcissa paralela a uma linha de referência, como o plano palatal (Fig. 2). As distâncias projectadas do centro de resistência do incisivo maxilar pós-tratamento (R2) até aos eixos Y e X indicam a quantidade de retracção e intrusão necessárias, respectivamente. Para calcular o sistema de força para o movimento controlado dos incisivos (Fig. 3), é utilizada a seguinte equação:

Para calcular o sistema de força para o movimento controlado dos incisivos é utilizada a seguinte equação:

$$K = \frac{Fy \times D1}{Fx \times D2}$$

K = Relação entre momentos Fy x D1 e Fx x D2

Fy = força intrusiva
Fx = força de retracção
D1 = distância de R1 até ao Fy
D2 = distância de R1 a Fx
Fy x D1 = momento induzido por Fy no sentido contrário ao dos ponteiros do relógio
Fx x D2 = momento no sentido dos ponteiros do relógio induzido por Fx

Diagrama para determinar o valor K de rotação de incisivos -
Quando o centro de rotação é apical ao centro de resistência, é utilizada a metade inferior do diagrama; quando o centro de rotação é incisal ao centro de resistência, é utilizada a metade superior do diagrama. As figuras nas pontas das setas indicam a quantidade de rotação. As figuras nas extremidades das setas definem o valor K para os vários graus de rotação dos incisivos.

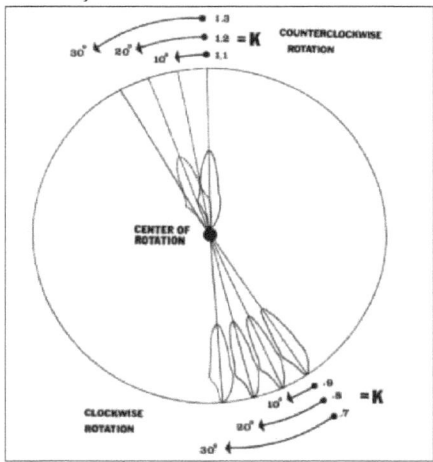

Fig. 4. Diagrama para determinar o valor K de rotação dos incisivos. quando o centro de rotação é apical ao centro de resistência, utiliza-se a metade inferior do diagrama; quando o centro de rotação é incisal ao centro de resistência, utiliza-se a metade superior do diagrama. As figuras nas pontas das setas indicam a quantidade de rotação. As figuras nas extremidades das setas definem o valor K para os vários graus de rotação dos incisivos.

O procedimento pode ser ilustrado por exemplos, nos quais são necessárias quantidades variáveis de retracção dos incisivos, intrusão e rotação.

Exemplo - Para a correcção de overjet e overbite, são necessários 5 mm. de retracção, 3 mm. de intrusão, e 10 graus de rotação dos incisivos (Fig. A). Como a quantidade de rotação é pequena, o valor de K é de 0,9, de acordo com o desenho esquemático apresentado. Uma força intrusiva de 100g será utilizada para conseguir a intrusão bastante extensa. D1 e D2 são medidas a partir da Fig. B). A quantidade de tracção elástica de Classe I pode agora ser calculada, substituindo os valores de K, Fy, D1, e D2 na fórmula:

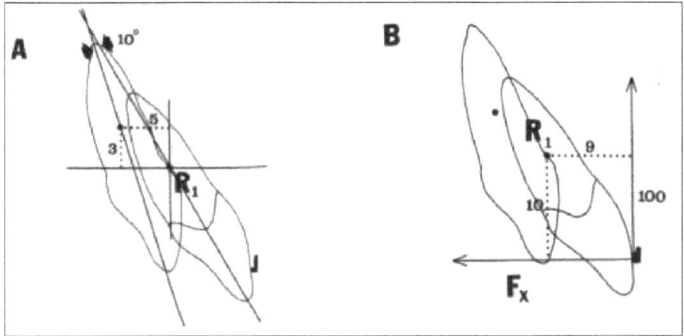

Fig. Análise do sistema de forças para a técnica do Begg modificado
A - 5 mm de retracção, 3 mm de intrusão e 10 graus de rotação são necessários para se conseguir um movimento incisivo pré-determinado. B - As distâncias projectadas do centro de resistência (R1) à força intrusiva (Fy) e à força de retracção (Fy) são de 9 mm e 10 mm respectivamente.

0.9mm= 100g x 9mm
       Fx x 10mm
Fx =100g
(100g de força de retracção de classe I)
Assim, 100g de tracção elástica de Classe I (50g aplicados bilateralmente) e 100 Gm. de força intrusiva fornecem o sistema de força necessário para alcançar o movimento especificado dos incisivos maxilares.
Esta modificação da técnica do Begg é prometedora para uma maior aplicação clínica. No entanto, é necessário um cuidado considerável para monitorizar o movimento dos dentes anteriores e a estabilidade da unidade de ancoragem durante todo o tratamento. O recálculo do sistema de forças pode ser necessário durante a avaliação do tratamento. O movimento eficiente dos dentes anteriores com o controlo adequado da ancoragem tem sido uma questão crítica em todas as técnicas ortodônticas.

Forças intrusivas anteriores máxilares geradas pelos aparelhos da Fase I do mendigo

A capacidade da mecanoterapia de Begg para produzir intrusão dos dentes anteriores superiores, particularmente dos incisivos, tem sido questionada. Embora o aparelho da fase I abra a mordida, isto pode ser o resultado de um ou de uma combinação de vários deslocamentos oclusogingival e a forma de abertura da mordida continua a ser um tema de discussão. O apoio a favor da intrusão maxilar anterior existe, pelo menos em parte, devido ao potencial de extrusão destes dentes durante a fase III. Contudo, as magnitudes da força intrusiva real gerada pelo aparelho da fase I do Begg não foram, aparentemente, investigadas até agora.

A intrusão é necessária para a retracção adequada dos incisivos maxilares em muitos casos. Estes dentes podem muitas vezes requerer intrusão, mesmo antes da retracção, devido aos limites anatómicos da premaxila. Considerações estéticas podem exigir intrusão do segmento incisal superior em pacientes que, antes do tratamento ortodôntico, apresentem exposição substancial da gengiva pré-maxilar ao sorrir.

O objectivo desta investigação43 era estudar quantitativamente a força intrusiva fornecida ao segmento anterior por uma série de variações do aparelho maxilar utilizado na terapia de Begg fase I. Mantendo dimensões gerais para se ajustar a uma dentição maxilar média, variaram na experimentação os tamanhos de dobra de âncora e dobra de empena, nível de força elástica classe II, até certo ponto diâmetro de arco-fios, e posição de dobra de âncora. Foram avaliadas cento e trinta e cinco configurações de aparelhos. Foi obtida uma gama substancial de magnitudes de força intrusiva. Os dados de força foram reduzidos e examinados através de procedimentos estatísticos adequados.

Os resultados mostraram que os valores médios iniciais de força intrusiva para segmento de quatro/seis dentes, de aproximadamente 40g de fio de 0,016 polegadas, tamanho de curva de âncora e magnitude de força elástica de Classe II foram mais influentes no aumento e diminuição, respectivamente, da força intrusiva anterior. Dentro da amostra de fio de 0,016", a adição ou eliminação de uma dobra de cabo afectou quantitativamente a força intrusiva independente da magnitude da força elástica de Classe II. A variação na localização da curva de ancoragem, até 5 mm mesial ao tubo bucal, teve uma influência muito pequena no tamanho da força intrusiva.

Inicialmente usar força leve mas contínua contra o segmento anterior. Sem potencial de torque no aparelho, os dentes podem procurar o caminho intrusivo de menor resistência. O aumento e/ou diminuição das dimensões da âncora e/ou dobras de empena podem ser equivalentes à diminuição e/ou aumento da força elástica de Classe II no que diz respeito ao efeito sobre o potencial intrusivo. Uma alteração na força elástica afecta a acção horizontal do aparelho, enquanto que as curvas não o fazem. A magnitude aproximada da força intrusiva aproxima-se do lado baixo com uma combinação adequada de tamanho de curva de ancoragem e magnitude de força elástica de Classe II. A curvatura de dobra deve ser colocada e ajustada em tamanho, verificando a quantidade de força intrusiva a ser fornecida com um calibrador de força. A posição da curvatura da âncora é muito mais importante para proporcionar uma folga para a potencial retracção que acompanha a intrusão do que para influenciar a magnitude da força intrusiva. Braços de momento longo, mesmo uma força ligeira contra o segmento anterior resultará em momentos de inclinação considerável contra os molares. As posições molares devem ser monitorizadas enquanto o aparelho estiver activo e se ocorrerem deslocamentos indesejados, poderá ser necessário um reforço de ancoragem.

Modificações Técnicas para Atingir a Intrusão do Segmento Anterior Maxilar

É sensato intrometer os incisivos maxilares a um grau significativo antes de qualquer retracção. Se isto for conseguido, várias vantagens são imediatamente obtidas;

1. A abertura da mordida é obtida movendo os incisivos maxilares para o alvéolo.
2. O potencial para aumentar um sorriso "gomoso" é minimizado.
3. A inclinação desfavorável da canção oclusal não será tão comum.
4. Haverá uma redução na quantidade total de elásticos de Classe II que será necessária.
5. Minimizará as hipóteses de mover os apices em justaposição contra o osso cortical denso.
6. As hipóteses de reabsorção radicular são diminuídas.
7. A necessidade de lingualizar os incisivos maxilares será menor.
8. Os requisitos de torque serão reduzidos e, quando necessário, serão cumpridos dentro de uma área anatómica mais adequada e não restringida pela placa cortical lingual.
9. Será mais fácil obter uma relação de Classe I das cúspides maxilares.

Parece que as técnicas ortodônticas nem sempre são bem sucedidas na realização do objectivo de intrusão de incisivos. Investigações cefalométricas em casos tratados com aparelhos de Begg e edgewise revelam que, com ambas as técnicas, os incisivos superiores foram extrudidos enquanto eram retraídos. Desde que a Ten Hoeve e a Mulie fizeram os seus estudos de laminagramas sobre más oclusões tratadas com a técnica de Begg, tornou-se mais aparente e aconselhável concentrarem-se no controlo vertical dos incisivos superiores.

Tem-se afirmado que, com a técnica do mendigo puro, as antenas maxilares ou são intrudidas ou mantidas estáveis numa posição vertical em relação ao chão nasal. De facto, muitos ortodontistas que tratam com aparelhos de Begg têm notado incisivos superiores alongados e tendem a confirmar a observação da Cadmun, "A técnica Begg não se presta à intrusão dos dentes anteriores maxilares".

Se houver falha no fornecimento desta intrusão durante a retracção, então o dente está a recuar ao longo de uma linha paralela ao plano palatino, ou mesmo abaixo deste plano, o que é pior. Em tais circunstâncias, os incisivos maxilares não contribuem para a abertura da mordida e, de facto, contribuem para aumentar a sobremordida. Isto também resultará na inclinação para baixo da calha oclusal. O bordo incisal deslizará ao longo de uma linha paralela ao plano palatino. As antenas serão estáveis em relação ao plano palatino que se estende até aos molares e mais além. Isto tem sido designado por "extrusão relativa". A fim de realizar os movimentos dentários intrusivos nos incisivos superiores, são sugeridas algumas modificações na mecanoterapia de Begg.

Mecanoterapia Modificada

1. Colocação de Tubo Bucal

Uma análise profunda e crítica das lâminas intra-orais e modelos de pacientes tratados em anos anteriores indica que as posições em que as bainhas bucais foram colocadas podem ter sido responsáveis por não se ter conseguido uma intrusão significativa de incisivos. Colocar os tubos vestibulares paralelamente à superfície oclusal do molar pode ser um erro. Enfiar um arco através de bainhas paralelas à superfície oclusal revela que é necessária uma curva de âncora definitiva b, bastando ter o fio deitado passivamente nos parênteses anteriores (Fig. A). Uma tal curva de âncora é susceptível de deslizar para a frente sem exercer força intrusiva suficiente. Mesmo a mais pequena inclinação distal do molar só irá piorar a situação. Toda a acção da curva da âncora será necessária para manter o fio passivo nos suportes caninos, deixando muito pouca, se alguma, força intrusiva (Fig. B,C).

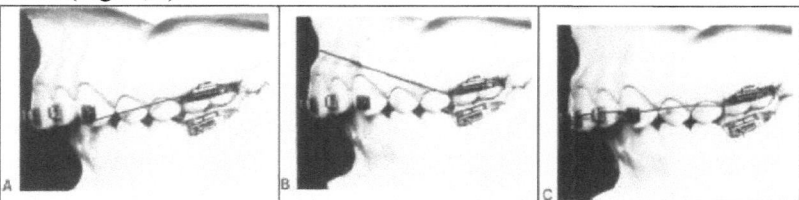

Fig. A,B,C Colocação clássica de tubos bucais paralelos à superfície oclusal

As bainhas bucais nas bandas molares e os acessórios para elásticos são colocados de uma forma especializada (Fig.). Os tubos bucais podem ser redondos ou ovais, de acordo com a preferência do operador.

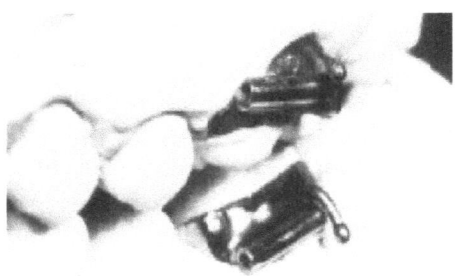
Fig. Grande plano da colocação modificada de tubos bucais e ganchos elásticos

A bainha mandibular deve ser localizada perto da margem gengival. A margem anterior é apenas ligeiramente mesial até à crista da cúspide mesiovestibular. Tal posicionamento irá diminuir a tendência do elástico de Classe II a causar uma rotação mesial no molar. A bainha vestibular pode ser calandrada em qualquer grau prescrito. O acessório para o elástico é soldado sobre a porção distal da bainha. É colocado oclusal ao tubo e dobrado ocluso-gengivalmente, para que haja um ligeiro espaço entre o gancho e a bainha (Fig.).

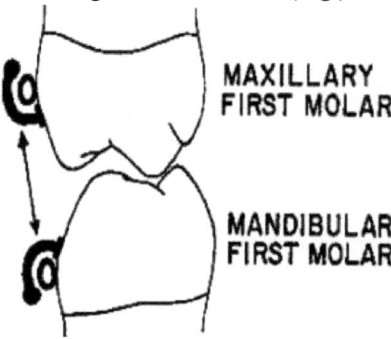

Fig. Ganchos elásticos dobrados sobre tubos bucais, deixando um ligeiro espaço para elásticos

O tubo maxilar é soldado com a borda mesial mesmo à frente do centro da cúspide mesiovestibular. Um fio é passado através do tubo e o tubo é angulado de modo que o fio repousa na borda gengival do bicúspide (Fig.D). O cintilar pode ser incluído como desejado. O acessório elástico é soldado na borda distal e na borda oclusal da bainha. É dobrado gengivalmente, com um pouco de espaço deixado entre o gancho e o tubo. Quando este arranjo é utilizado num molar maxilar, a diferença com o tipo anterior de colocação da bainha é aparente. A activação nas curvas de ancoragem pode ser reduzida, mas haverá uma acção intrusiva mais eficaz sobre os incisivos (Fig.E,F).

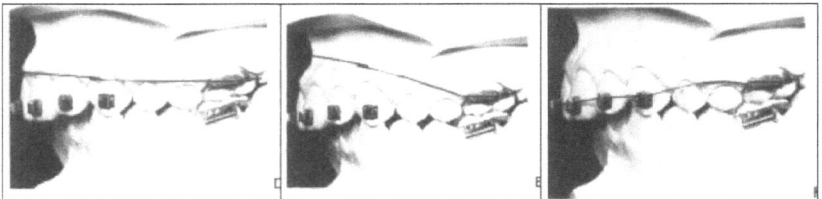

Fig. D,E,F Colocação modificada de tubos bucais e ganchos elásticos.

No tratamento clássico, o teste das curvas de ancoragem adequadas é assentar o arco em ambos os tubos, e a porção anterior do fio deve subir até à prega mucobucal (Fig.B). O mesmo é usado com os tubos angulados modificados (Fig.E). Recomenda-se que alguns milímetros de arame sejam deixados estendidos distalmente para além das bainhas, e estes devem ser deixados direitos, não virados para dentro.

Como já foi explicado, a colocação das curvas de ancoragem é importante e crítica. Na mandíbula, estas estão localizadas a meio caminho entre a distal dos segundos braquetes bicúspides e a mesial dos tubos bucais, o mesmo que na mecanoterapia clássica de Begg. Na maxila, as curvas de ancoragem são colocadas mais próximas das bainhas bucais.

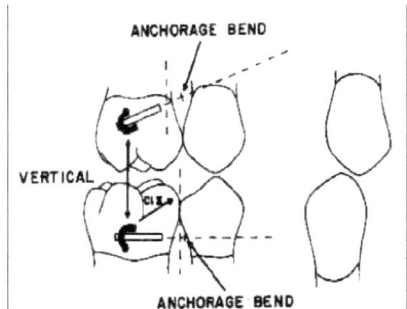

Fig. Posição modificada dos tubos bucais, ganchos elásticos e curvas de ancoragem

2. Dobras de Âncora

medida que a relação de mordedura anterior melhora, pode ser prudente manter a dinâmica, removendo o arco existente e talvez aumentar a activação nas curvas de ancoragem. Frequentemente, a mordida abre-se primeiro nas áreas cúspides. Quando tiver aberto 2 - 3mm, sugere-se então que os quatro incisivos sejam fixados com alfinetes e as cúspides ligeiramente amarradas com ligaduras de aço, o que permitirá aos centros e laterais "apanharem". Se, no início do tratamento, os incisivos e as cúspides estiverem ao mesmo nível, os incisivos podem extrudir-se em relação aos caninos. Nestes casos, e quando os caninos não requerem muita intrusão para deslizar para o posicionamento de Classe I, os incisivos são fixados com alfinetes e as cúspides amarradas levemente, transferindo assim a força intrusiva para as centrais e laterais, com dramáticos movimentos dentários depressivos.

Dica Mecânica dos bordos

Para abertura máxima de mordidas em arcos de 0,016" para deslocar o fio de arco aproximadamente 20-30mm de gengiva para a ranhura do suporte.

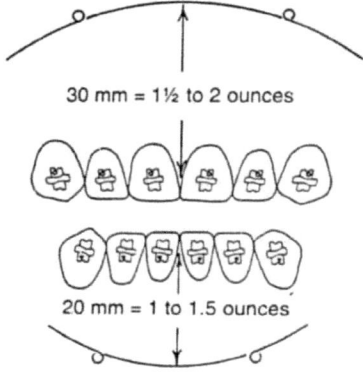

Quando a abertura da mordida anterior é desejada durante a correcção de discrepâncias de Classe II, é necessário ter mais força depressiva do fio de arco nas antenas maxilares do que na mandíbula para contrariar a tracção vertical dos elásticos intermaxilares de Classe II.

A inclinação da âncora molar44 pode variar e desempenha um papel fundamental. Se uma âncora molar é inclinada mesialmente e outra não, um fio lateral necessita de uma forte dobra da âncora e o outro pouco ou nenhum. O resultado desejado é um deslocamento nivelado da porção anterior para assegurar uma intrusão uniforme dos incisivos.

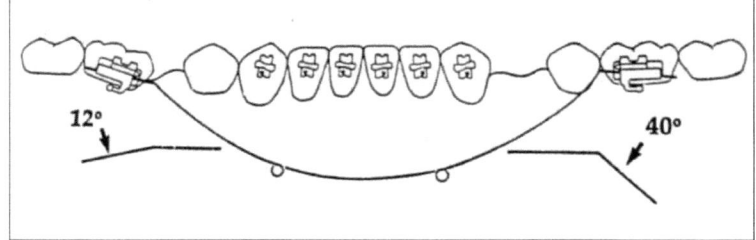

Para assegurar que o grau de curvatura da âncora é colocado no arco está a funcionar correctamente, é necessário ver o arco a partir do oclusal ao entrar no tubo bucal. O fio não deve ser dirigido lingualmente / bucalmente, a menos que o molar seja rodado.

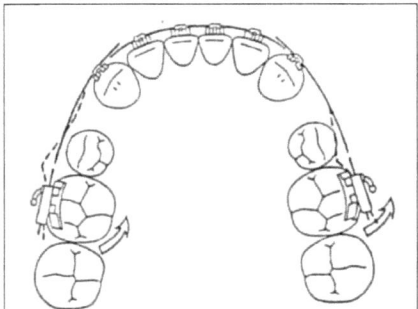

Fig. Quando visto de oclusal, a curva da âncora deve ser vertical (linha sólida). Se a curva apontar para lingual ou bucal (linhas pontilhadas), o molar irá rodar em vez da abertura da mordida.

Se o fio seguir o caminho indicado em linhas pontilhadas, a curva da âncora está a exercer a sua força para rodar o molar e não para deprimir os dentes anteriores. O arame deve ser removido e colocado de dentro para fora ou de dentro para fora até que a curva da âncora se encontre no plano vertical à medida que entra no tubo.

Directrizes chave para a abertura rápida de mordidas45-

1. Utilizar apenas elásticos leves (1,5-2oz).
2. Utilizar apenas os fios mais duros e rígidos, com as curvas de abertura de mordidas apropriadas.
3. Não incorporar os pré-molares no arco até que a sobremordida anterior tenha sido corrigida. Concentrar as forças de abertura de mordidas nos segmentos anteriores onde são necessárias.
4. Utilizar apenas parênteses que forneçam 100% de distância entre parênteses verticais por meio de um contacto de um ponto com fio de arco.

Para overbites profundas, as âncoras devem colocar a parte anterior do arco na parte mais profunda do vestíbulo. Com elásticos de 1,5oz de cada lado, permanece uma força intrusiva líquida apesar da componente vertical da força fornecida pelos elásticos de Classe II. Tal mecânica pode abrir uma mordida profunda rapidamente sem rotação adversa do plano oclusal ou um aumento do ângulo FMA. Se fossem utilizados elásticos de 3oz ou mais, a força intrusiva do arco maxilar seria sobrepujada. Esta mecânica poderia de facto aprofundar a sobremordida anterior. O aprofundamento da mordida também pode ocorrer se forem utilizados fios de rigidez insuficiente ou com dobras de âncora inadequadas.

Mecânica de Arco Segmentado

A técnica de arco segmentado é um procedimento ortodôntico modificado, de banda larga, que utiliza uma força relativamente leve e constante, com controlo sobre as unidades de ancoragem, bem como os dentes a serem movimentados. Foi desenvolvida pelo Dr. Charles J. Burstone e pelo Dr. James Baldwin. [46]

O tratamento em arco segmentado difere da terapia com arcos contínuos. O arco contínuo é um arco não quebrado que se forma em torno da arcada dentária e, no caso de um aparelho multi-faixa, liga um braquete com um braquete ou tubo num dente adjacente. Na maioria dos casos, a secção transversal do fio que é utilizado é uniforme de uma área da arcada dentária para a outra.

Ao contrário do arame contínuo típico, o arco segmentado consiste geralmente em múltiplas secções transversais de arame, de modo que se podem encontrar diferentes tamanhos de arame em diferentes porções do arco. Um arco segmentado não deve ser confundido com um arco seccional que contém porções de um arco contínuo que não estão unidas de forma alguma para formar uma unidade integral.

A condição de sobremordida profunda pode ser corrigida por
1. Extrusão dos dentes posteriores
2. Intrusão dos dentes anteriores
3. Combinação dos dois

Se o crescimento ainda persistir, é indicada a erupção do segmento vestibular. Se não houver crescimento, então é aconselhada a verdadeira intrusão. [47]

Extrusão de posteriores...
Indicações-
1. Plano oclusal íngreme
2. Mandíbula inferior para nivelar curva profunda de spee

Quatro tipos de mecânica podem ser utilizados para extrusão de pósteres.
1. Mecanismo de "Tip-back
2. Mecanismo de arco base
3. Extensão distal de 0,016".
4. Erupção paralela do segmento vestibular

A correcção da sobremordida profunda através da erupção do segmento posterior ocorre bastante rapidamente, uma vez que a erupção dos dentes ocorre muito mais rapidamente do que a intrusão. A escolha do mecanismo eruptivo a utilizar depende da escolha do centro de rotação (CRo).

1. **Mecanismo Tip-Back**
É indicado quando é necessário um arco de 1-2mm de comprimento. Neste centro de rotação (CRo) está distal a maior parte do aspecto do segundo molar inferior. Como segmento bucal erguido, o espaço aparece entre o primeiro pré-molar e o

canino. A porção anterior da mola basculante consiste num gancho que pode ser colocado sobre o segmento anterior do fio. Ao ser activada, produz um momento negativo e uma força eruptiva para o segmento vestibular. [48]

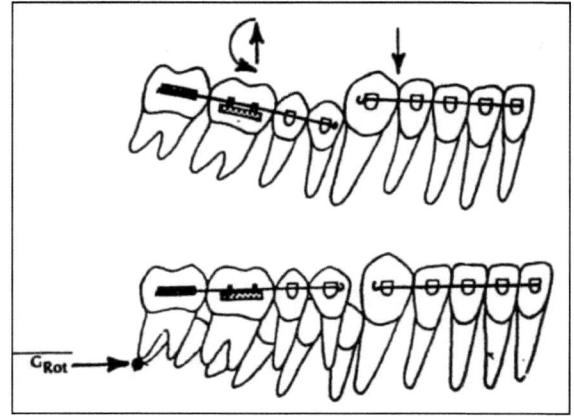

Fig. Coroa para ganhar comprimento de arco anterior.

Indicações-
1. Paciente em crescimento com rotação de crescimento para a frente
2. Curva profunda de Spee no arco inferior
3. Mordida profunda
4. Pequena inadequação do comprimento do arco - 1-2mm
5. Plano oclusal íngreme

Consiste em...

1. 0,036" arco lingual

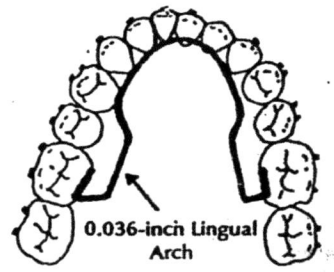

2. O segmento anterior 0,018"x0,025" que pode por vezes ser deixado longo, distal ao segmento estabilizador Bucal é feito de 0,018"*0,025" ou qualquer fio rectangular.

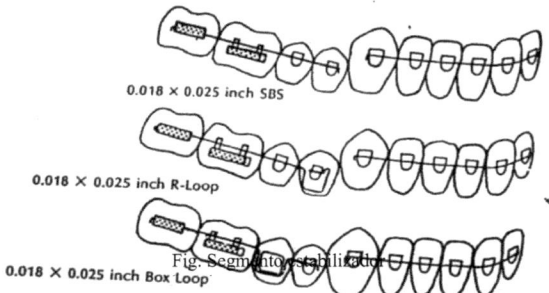

Fig. Segmento estabilizador

O mecanismo do gancho da ponta traseira é feito de modo a poder deslizar livremente na direcção antero-posterior. Se as antenas tiverem uma inclinação axial normal, então o gancho é colocado entre o canino e o incisivo lateral.

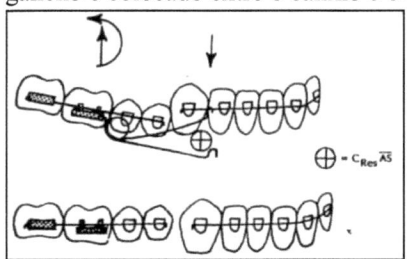

Fig. Gancho de ponta para trás colocado sobre o Cres do segmento anterior.

Se as antenas inferiores forem queimadas com caninos mais altos que os incisivos, a força depressiva deve ser colocada distalmente ao Cres do segmento anterior.

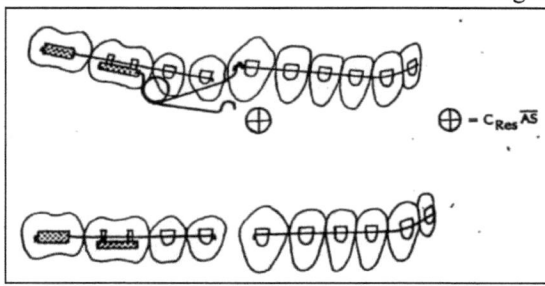

Efeitos-
1. A coroa é colocada distalmente alguns onde em torno da raiz distal do segundo molar.
2. Erupção e rotação de segmentos bucais
3. Aumento do comprimento do arco distal ao canino.
4. O segundo molar é frequentemente enterrado.
5. Gancho distal para Cres de antenas, as raízes das antenas avançam, o que é bom se se estiver a planear aplanar o plano oclusal.
6. Não há queima do segmento anterior porque o gancho é feito para deslizar livremente ao longo do segmento anterior.

Os valores de força utilizados são calculados na base de que entre 3500-4000g-mm é necessário entrar em erupção e rodar segmentos bucais. Este é um momento de uma força; a força pode ser calculada conhecendo a distância do Cres do segmento bucal inferior (mesial ao primeiro molar inferior) ao ponto de aplicação da força.

2. Mecanismo de Arco Base

Também chamado de arco Intrusivo, pode ser utilizado para extrudir os posteriores. É o mesmo que o mecanismo Tip back sendo a única diferença em Crot. São utilizados os mesmos fios dos arcos anterior e posterior.

O arame do arco base é feito de aço inoxidável 0,018" 0,025" com helices. Também pode ser fabricado a partir de 0,017"*0,025" TMA sem hélices ou, em vez disso, uma arruela pode ser cravada ou um pedaço mais curto de arame pode ser soldado para uma paragem.

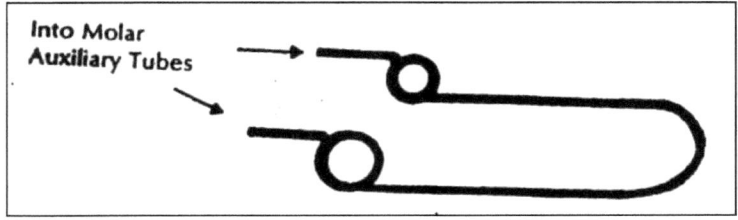

Quando a queima não é indicada, uma gravata de ligadura pode ser passada através de hélices para atar o gancho de base do arco.

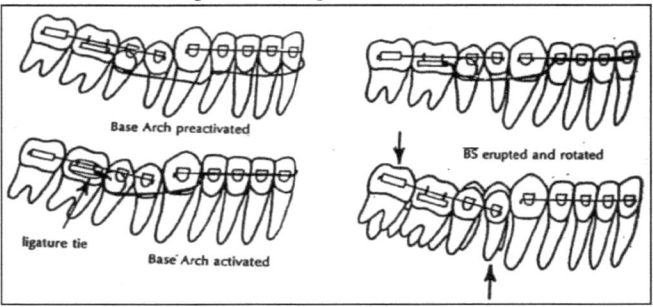

Fig. Pré-ativação e ativação do arco base (amarrado para trás)

O sistema de força é o mesmo que amarrar para trás, excepto a força e o facto de não haver gancho anterior para deslizar livremente com o arco base amarrado com segurança. A coroa está perto da raiz mesial do primeiro molar. Os valores de força utilizados baseiam-se no momento óptimo desejado para entrar em erupção e rodar segmentos bucais 3500-4000g-mm. Se a distância da linha média até Cres for de 40mm, o calibre Dontrix pode ser usado para ajustar o arco base para fornecer 200g de força na linha média.

Se o arco lingual não for dado, ocorrerá a erupção e rotação de segmentos bucais juntamente com o torque da coroa lingual.

Se o arco lingual estiver instalado, resulta em...

1. Erupção e uma rotação negativa do segmento bucal
2. Nenhum aumento no comprimento do arco
3. Raízes do segmento bucal avançam
4. Os segundos molares por vezes parecem estar enterrados.

0,016" Extensão distal

Por vezes, a fim de nivelar a curva profunda de Spee, um segmento anterior e um segmento posterior precisam de ser erupcionados. Isto pode ser feito com um aparelho com uma extensão distal de 0,016".

Critérios-

1. O bom incremento de crescimento remanescente como aparelho é eruptivo.

2. Discrepância de segunda ordem entre caninos e incisivos (incisivos mais altos que os caninos)
3. Comprimento mínimo do arco necessário - 2-3 mm/lado
4. Curva profunda de Spee
5. Extracção de dentes normalmente primeiro pré-molar

Consiste em...

<u>1.</u> 0,018"x0,025" arco base com helices mas pode ser feito sem eles em caso de TMA.

<u>2.</u> Extensão distal de 0,016".

Imediatamente mesial ao suporte canino é colocado um laço vertical e distal ao suporte canino é colocada uma hélice. A extensão distal pode ser ajustada para se deitar sobre as asas do segundo suporte pré-molar ou pode ser engatada sobre o fio do segmento vestibular.

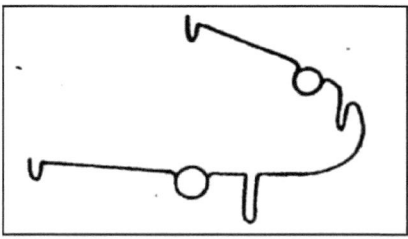

Fig. Distal extension.

<u>3.</u> 0,036" arco lingual

Assembleia-

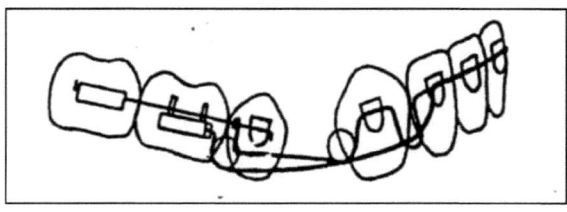

Fig. Tanto a extensão distal 0,016" como o arco de base 0,018x0,025" estão acoplados.

Activação -

Momentos anteriores (a) e posteriores (0) são produzidos quando o respectivo braço é activado. Se ambas as partes forem dadas curvas de pré-ativação iguais e opostas, os segmentos anterior e posterior irão entrar em erupção e rodar. (movimento de raiz mesial do segmento vestibular e distal do segmento anterior)

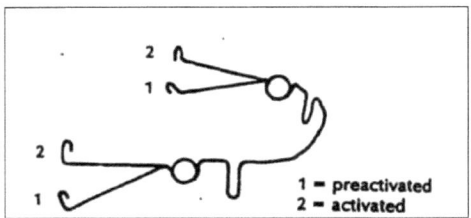

Fig. Pré-activação do momento alfa da extensão 0,016"distal.

Um momento mais alto resulta em mais erupção anterior e rotação vice-versa. O laço vertical pode ser aberto com base na quantidade de inadequação que possa apresentar (até 2-3mm por lado). Para que a quantidade de inadequação possa ser resolvida, os caninos são empurrados para trás distalmente e não pelos incisivos que se movem anteriormente, o arco base é amarrado para trás anteriormente na linha média e posteriormente através das hélices.

As curvas de pré-ativação controlam a erupção e a tendência de rotação são colocadas na hélice distal ao escalão canino. O arco base do segmento bucal exerce uma força depressiva sobre as antenas na linha média.

4. Erupção Paralela do Segmento Bucal

A erupção paralela do segmento bucal é feita apenas no maxilar superior. A utilização de um arnês cervical com o seu longo arco exterior curvado no momento alto cerca de 60° negativo é criada quando o arco exterior é trazido para baixo para as correias do arnês. Uma vez engatado, a linha de acção da força vezes a distância perpendicular ao Cres do maxilar superior produz um momento positivo. Ambos os momentos cancelam-se mutuamente e apenas a força extrusiva é exercida sobre o segmento bucal.

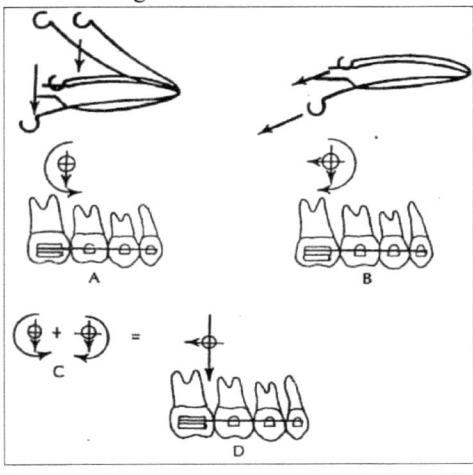

Fig. Arnês cervical com um longo arco exterior dobrado alto.

O plano natural de oclusão deve ser acompanhado de perto. Isto pode ser feito colocando uma peça reta de fio de 0,0)18" 0,025" no tubo auxiliar do primeiro suporte molar no início da extrusão.

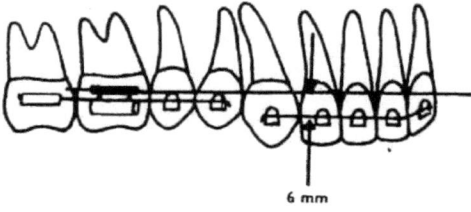

Fig. Monitorização do comportamento do segmento bucal

Em marcações subsequentes, o fio indicador 0,018"*0,025" pode ser colocado novamente no tubo auxiliar e a sua orientação angular e posição verificadas novamente.

Intrusão

Normalmente quando é necessária intrusão, apenas quatro dentes estão envolvidos, ou seja, os incisivos são preferidos. A intrusão em massa de seis dentes é difícil devido à ancoragem vertical que pode produzir erupção e rotação dos dentes de ancoragem antes da intrusão significativa de anteriores.

Assim, a intrusão de incisivos separada é feita primeiro e depois a intrusão canina, para evitar grandes momentos em segmentos bucais e mantém-se a cantina de oclusão.

A mecânica do arco base é geralmente utilizada para a intrusão de antenas. A retracção e intrusão simultâneas podem ser feitas com arco de intrusão de três peças. É geralmente preferido para o tipo de incisivos não queimados.

Correcção profunda da mordida na técnica MBT

A gestão da maioria dos casos ortodônticos pode ser dividida em seis fases distintas mas sobrepostas de tratamento: controlo de ancoragem, nivelamento e alinhamento, controlo de sobremordida, redução de sobrejacto, fecho de espaço e acabamento. [49] Estas fases são sequenciais, sendo a gestão eficaz de uma fase um pré-requisito para a conclusão bem sucedida da fase seguinte.

Por exemplo, o controlo da sobremordida é um resultado directo de procedimentos de nivelamento e alinhamento. A redução do sobressalto e o encerramento do espaço não podem ser devidamente concluídos sem uma gestão prévia da sobremordida. Isto é particularmente verdade quando são utilizados aparelhos pré-ajustados com mecânica de deslizamento.

A correcção de uma sobremordida profunda pode envolver qualquer combinação destes movimentos dentários, dependendo do caso individual por...

1. Extrusão dos dentes posteriores.
2. Retoque dos dentes posteriores.
3. Aumentar a inclinação dos dentes anteriores.
4. Intrusão dos dentes anteriores.

Padrão Vertical Esqueleto e Dentário

O autor utiliza o ângulo do plano maxilar (palatino) até ao plano mandibular (MM) como uma medida chave de diagnóstico, sendo a média de 28° aos 12 anos de idade. Esta medição é complementada com o ângulo FM (média 26°) e o ângulo Go-Gn-SN (média 32°).

Uma abordagem sem extracções parece ser mais eficaz para controlar a sobremordida profunda em casos de baixo ângulo (ângulo MM inferior a 25°). Nesses casos, o nivelamento e a subsequente abertura da mordida ocorrem principalmente como resultado da verticalização e ligeira extrusão dos dentes posteriores. Os dentes anteriores são normalmente verticalizados ou retroinclinados nestes pacientes; quando os incisivos estão ligeiramente avançados ou inclinados para a frente, a abertura da mordida é melhorada e a estética facial é frequentemente melhorada. A intrusão dos dentes anteriores é normalmente desnecessária, porque a altura facial inferior está a ser aumentada em vez de ser mantida. A excepção seria um caso com incisivos retroclinados e extrudidos, em que um arco de intrusão pode ser utilizado para intruir os incisivos antes de estes estarem avançados.

Se os dentes são extraídos em casos de baixo ângulo, o controlo da sobremordida torna-se difícil porque forças musculares fortes impedem a capacidade dos dentes posteriores de se moverem para a frente. À medida que os locais de extracção são fechados, os dentes anteriores tendem então a ficar em pé e a mover-se posteriormente, o que leva a um maior aprofundamento da mordida e a alterações indesejáveis do perfil. Nos poucos casos de baixo ângulo onde as extracções são indicadas (tais como apinhamento severo ou protrusão), o nivelamento, alinhamento e fechamento do espaço deve ser feito lentamente, com forças leves, para controlar a sobremordida.

Os casos de ângulo elevado (ângulo MM superior a 31°) apresentam um conjunto diferente de desafios e uma decisão de extracção mais difícil. A extrusão dos dentes posteriores deve ser resistida para evitar um maior aumento do ângulo MM e uma rotação para baixo e para trás da mandíbula. Isto é melhor conseguido com forças leves, complementadas, se necessário, com mecânica de intrusão anterior. A avaliação da posição e apinhamento dos incisivos torna-se crítica nestes casos e as extracções devem ser consideradas mais fortemente do que nos casos de baixo ângulo.

Padrão Esqueleto Horizontal e Dentário
Num caso de mordida profunda de Classe II, é normalmente o posicionamento frontal da dentição maxilar que leva à extrusão dos dentes anteriores e subsequente desenvolvimento da dentição excessiva. Se os incisivos inferiores puderem ser ligeiramente avançados, minimiza a necessidade de sobre-retracção dos incisivos superiores (com alterações de perfil negativas) e também inicia o processo de abertura da mordida.

O tratamento sem extracções é mais conducente a esse movimento dos incisivos inferiores, porque as extracções tendem a manter ou erguer os incisivos, trabalhando assim contra a abertura da mordida. Na maxila, quanto mais os incisivos superiores precisam de ser retraídos, mais tendem a ser verticalizados e mais difícil é corrigir a sobremordida profunda.

Com esta abordagem não-extractiva, a vantagem de um paciente em crescimento é óbvia. Se os dentes superiores tiverem de ser extraídos num caso de mordedura profunda de Classe II (como num paciente adulto ou não cooperativo), deve ter-se muito cuidado em manter o torque à medida que os incisivos superiores são retraídos e a mecânica de intrusão nos incisivos é por vezes necessária para permitir a abertura da mordedura. Em casos graves, a cirurgia pode ser a única opção satisfatória.

Posição do Incisor
A avaliação da posição dos incisivos é crítica, como demonstrado pelos dois factores precedentes. Se os incisivos forem retrusivos e puderem ser avançados, a abertura da mordida é significativamente melhorada. Se forem protrusivos e tiverem de ser retraídos, a mordida tende a aprofundar e o controlo da sobremordida torna-se mais difícil.

Vários meios de abertura de mordidas incluem
Efeito placa de mordedura
Introdução do efeito placa de mordedura6 útil no processo de abertura da mordedura de três maneiras -
1. Permite a colocação precoce de parênteses nos incisivos inferiores que inicia o seu movimento
2. Força intrusiva nos incisivos inferiores - limita a extrusão futura
3. Permitir a erupção/extrusão/extrusão de direitos de autor de posteriors

Formas de criar efeito de placa de mordedura
1. Aparelho apenas no arco superior que permite a proclinação dos incisivos superiores. Isto liberta os incisivos inferiores para a colocação de parênteses. É útil em casos de ângulo elevado porque a extrusão posterior é minimizada. [3]

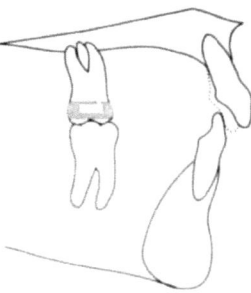

Fig. Os aparelhos só podem ser colocados no arco superior

Pode ser colocada uma placa de mordedura removível em acrílico. Isto é particularmente útil em ângulo baixo porque encoraja a erupção, extrusão, inclinação distal dos posteriors. A desvantagem é que nem sempre é usada pelo paciente. Também o movimento dentário leva a um ajuste inadequado do aparelho após um período de tempo relativamente mais curto.

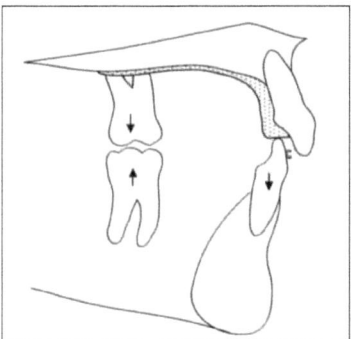

Fig. Placa de mordedura removível em acrílico

2. Colocação de material de ligação directa na superfície palatal dos incisivos superiores em casos de mordedura profunda de ângulo baixo, que é facilmente removida após a abertura da mordedura.

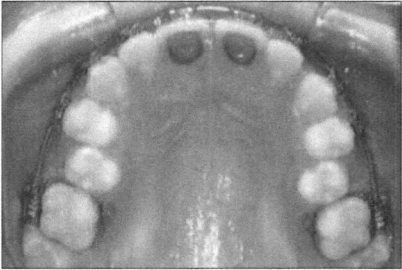

Fig. Material de ligação directa sobre o aspecto palatino dos incisivos superiores.

3. Em casos de ângulo médio a alto, a colocação de material de ligação directa na superfície oclusal dos molares é útil na abertura da mordida. Este adesivo é progressivamente removido à medida que a mordedura se abre. Se o primeiro molar for restaurado, pode ser colocado sobre o segundo pré-molar/molar.

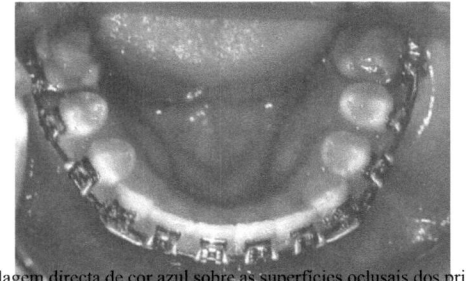

Fig. Material de colagem directa de cor azul sobre as superfícies oclusais dos primeiros

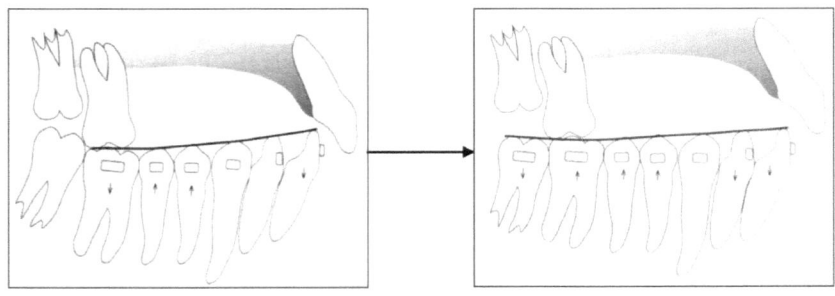

Importância dos segundos molares -

Em média, a ligadura de baixo ângulo e/ou a colagem de segundo molar é benéfica na abertura da mordida. Actua como excelente braço de alavanca para a erupção/extrusão de pré-molar e primeiro molar e auxilia na intrusão de incisivos.

Fig. Nivelamento da curva de Spee no arco inferior é difícil se os segundos molares não forem incluídos. A inclusão de segundos molares ajuda na intrusão dos incisivos e correcção da sobremordida, juntamente com o nivelamento completo da curva de Spee.

Questões de torque...

Após a colocação de fios de aço rectangulares durante 6 semanas na boca, podem ser adicionadas curvas de binário e curvas de arco. É introduzido um torque de raiz palatal de até 20° no fio de arco superior e um torque de raiz labial de 10-15° no fio de arco inferior, o que contribui para a abertura da mordida.

Curvas de Abertura de Mordidas...

Na grande maioria dos casos, após a colocação de fios rectangulares de aço inoxidável durante 6 semanas, os arcos estão normalmente nivelados e foi conseguida uma abertura de mordida adequada. Se assim não for, então as curvas de abertura de mordidas podem ser colocadas no arco rectangular.

A colocação de uma curva de abertura de mordida no arco superior aumenta o torque da raiz palatal para os incisivos. Isto é benéfico na maioria dos casos e é normalmente desnecessário adicionar quaisquer curvas de torque adicionais a este fio superior, mas por vezes é necessário.

Quando a curva de abertura/retrocesso é colocada no arco inferior, resulta na proclinação dos incisivos inferiores. Por conseguinte, a colocação de uma curva de abertura de mordida pode ser adicionada aproximadamente 10-15° de torque labial da raiz. Depois desta curva de abertura de mordida poder ser colocada, o efeito líquido será a retroclinação e intrusão dos incisivos.

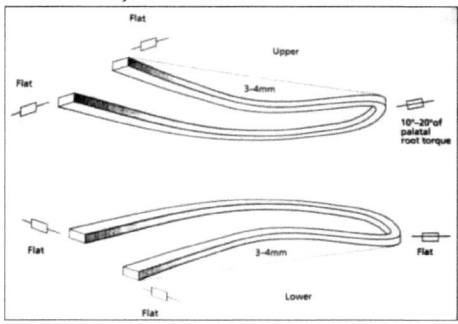

Fig. Curva ligeiramente acentuada no arco superior e curva inversa no arco inferior pode por vezes melhorar a abertura da mordida durante a conclusão do nivelamento com arcos rectangulares.

Elásticos intermaxilares de classe II e III...

Os elásticos intermaxilares de classe II e III são frequentemente utilizados para corrigir problemas antero-posterior e recomenda-se que os fios rectangulares de aço inoxidável sejam colocados quando são utilizados. Podem contribuir para a abertura de mordidas por extrusão de molares, uma vez que o problema antero-posterior é corrigido. São benéficos em pacientes em crescimento. Se possível, devem ser evitados em casos de não crescimento e em casos de ângulo elevado de adultos.

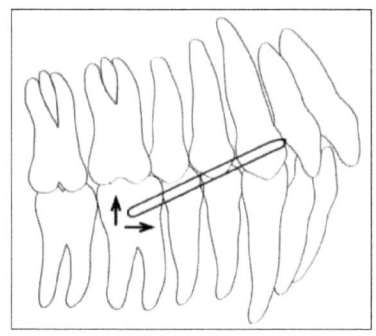

Fig. Elásticos intermaxilares de classe III podem contribuir para o efeito de abertura de mordidas.

Controlo de Ancoragem

Nas fases iniciais do tratamento com um sistema de aparelho pré-ajustado, a ponta embutida nos braquetes anteriores pode fazer com que estes dentes se inclinem anteriormente. Embora isto melhore a abertura da dentadura, pode ser indesejável por outras razões. O arnês e os elásticos de Classe III podem ajudar a controlar esta inclinação anterior, se necessário.

As forças elásticas de classe III devem ser muito leves se forem utilizadas com fios de nivelamento luminoso, para evitar a extrusão dos incisivos inferiores e um maior aprofundamento da mordida. Por conseguinte, normalmente esperamos até que pelo menos .016" de fio redondo esteja no lugar antes de iniciar os elásticos de Classe III.

Se for necessário um controlo de ancoragem para correcção molar de Classe II, e se forem aplicados elásticos ou elásticos de Classe II aos molares superiores, a distalização destes dentes é geralmente acompanhada por alguma extrusão, o que é útil na abertura da mordida.

Redução do Overjet

Os procedimentos de abertura de mordidas devem ser praticamente concluídos antes de se proceder à redução de sobrejacto. A utilização prematura de elásticos de Classe II, por exemplo, na fase de nivelamento por fio redondo, pode levar a um aprofundamento da mordida e a uma interferência excessiva entre os incisivos inferiores em avanço e os incisivos superiores em retracção. Isto, por sua vez, pode levar à ruptura periodontal, desgaste dentário ou reabsorção radicular dos incisivos, uma tendência para o deslocamento distal da mandíbula, e forças potencialmente prejudiciais nas articulações temporomandibulares, como mostra a figura.

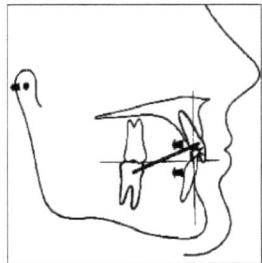

Fig. Tentativa de redução do sobrejacto antes de um controlo adequado da sobremordida pode causar contacto anterior excessivo e deslocamento posterior do côndilo.

Uma vez que a sobremordida tenha sido adequadamente controlada, a redução do sobrejacto pode ser realizada com protectores de cabeça ou elásticos de Classe II. Os elásticos de classe II são particularmente eficazes em casos de ângulo moderado a baixo, uma vez que a força extrusiva aplicada ao segmento posterior inferior encoraja a conclusão e manutenção da abertura da mordida. Em casos de grande ângulo, os elásticos de Classe II devem ser utilizados com moderação e com uma força ligeira para evitar a extrusão dos dentes posteriores.

As overbites profundas podem ser efectivamente controladas com aparelhos pré-ajustados quando os seguintes princípios são observados:

1. Evitar extracções em casos de baixo ângulo sempre que possível.
2. Utilizar ranhuras de .022" com arcos de trabalho .019"x.025".
3. Utilizar placas de mordedura anterior no início do tratamento em casos de ângulo moderado a baixo.
4. Utilizar forças iniciais leves para evitar o aprofundamento da mordedura.
5. Evitar a retracção elástica dos parênteses cúspides.
6. Faixa ou suporte de segundos molares o mais cedo possível.
7. Utilizar elásticos de Classe II de forma selectiva.
8. Não apressar o nivelamento final dos arcos; usar fios rectangulares planos no início, depois adicionar curvas de abertura de mordidas conforme necessário.
9. Utilizar forças suaves para o fechamento do espaço em caso de extracção

Correcção da mordida profunda do esqueleto por Cirurgia

A correcção ortodôntica convencional da deformidade de mordida profunda de Classe II com uma diminuição da altura facial anterior inferior pode ser mecanicamente difícil, ineficiente e, em muitos casos, impossível. O tratamento ortodôntico por si só de adultos ou adolescentes com tais deformidades não pode frequentemente aumentar suficientemente a altura facial anterior inferior para alcançar proporções faciais ideais nem alcançar estabilidade oclusal a longo prazo.

Apesar da necessidade de intervenção cirúrgica50 para obter resultados oclusais e estéticos satisfatórios, muitos pacientes com tais deformidades continuam a ser tratados na prática clínica por procedimentos ortodônticos tradicionais, com resultados estéticos e/ou oclusais inferiores ao ideal. O desafio de conseguir um tratamento eficiente e estável desta deformidade foi enfrentado através da utilização de várias técnicas cirúrgicas em combinação com o tratamento ortodôntico. Esta abordagem cirúrgico-ortodôntica combinada pode proporcionar uma maior eficiência do tratamento, estabilidade a longo prazo e resultados estéticos óptimos. A sequência adequada e a selecção correcta da mecanoterapia ortodôntica são essenciais para assegurar os resultados desejados.

O reconhecimento das características complexas e variáveis dentário-esqueletofaciais manifestadas pelo paciente adulto com uma mordida profunda de Classe II é essencial para um planeamento de tratamento abrangente. O exame facial completo revela tipicamente que o paciente tem uma face ampla e quadrada e uma aparência desdentada. Quando a mandíbula está em repouso com os lábios em repouso, ou quando o paciente está a falar ou a sorrir, os incisivos superiores estão minimamente expostos ou totalmente escondidos atrás do lábio superior. O exame do terço inferior da face em vista frontal revela tipicamente lábios finos e enrolados competentes. A análise do terço inferior da face em perfil revela que o ângulo nasolabial é essencialmente normal ou obtuso, de modo que a face inferior parece curta. O lábio inferior é posicionado atrás do lábio superior; o queixo ou é deficiente ou normalmente posicionado, mas é tornado mais aparente por uma prega labiomental profunda.

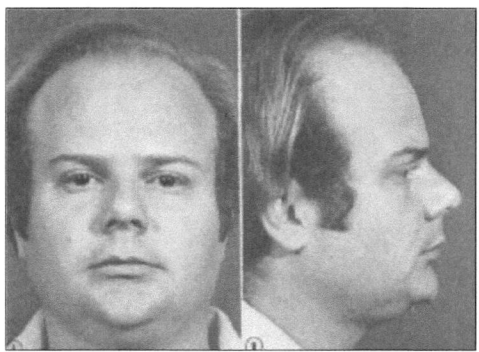
Fig. Aspecto facial antes do tratamento.

Nas pessoas que não cultivam, a má oclusão é corrigível pela terapia ortodôntica, tal como o aparelho extrabucal cervical, extracção de pré-molares, elásticos de Classe II e outra mecânica extrusiva. Estas modalidades de tratamento corrigem geralmente a mordida profunda por extrusão dos dentes posteriores, intrusão dos incisivos inferiores, e rotação da mandíbula no sentido dos ponteiros do relógio. A relação de Classe II é corrigida pelo esforço de uma força posterior sobre os dentes superiores. Com tal tratamento, no entanto, as relações esqueléticas e de tecidos moles só são melhoradas minimamente, se é que são de todo. De facto, a estética facial média pode ser significativamente comprometida.

No lado positivo, a mecânica extrusiva aumenta a altura facial inferior e reduz frequentemente a profundidade do sulco labiomental. No entanto, à medida que a mandíbula gira no sentido horário secundária à erupção ortodôntica dos dentes, a relação esquelética de Classe II tende a piorar e o queixo torna-se mais retrusivo. O aumento da altura facial inferior e a diminuição da grande sobremordida em pacientes com menor altura facial inferior e mordida profunda não só tem limitações terapêuticas distintas como está repleta da possibilidade de recaída.

A extrusão ortodôntica de dentes posteriores em pessoas que manifestam um tipo esquelético de mordida profunda associada a músculos pesados e fortes do maxilar pode ser difícil e demorada porque a mecânica extrusiva deve trabalhar contra grandes forças oclusais. Além disso, a extracção de dentes pré-molares para facilitar a correcção de uma má oclusão de Classe II aumenta a complexidade do tratamento e aumenta o tempo de tratamento, em oposição à terapia de não-extracção. O avanço mandibular para corrigir a relação de Classe II e abrir a mordida posteriormente pode evitar a necessidade de extracções, facilitar a extrusão de dentes posteriores após a cirurgia e aumentar a eficiência do tratamento.

CONSIDERAÇÕES ORTODÔNTICAS

Dimensão antero-posterior
Antes da intervenção cirúrgica, as discrepâncias de comprimento do arco devem ser determinadas e atenuadas, com ou sem extracções. O julgamento relativo às extracções deve basear-se na posição antero-posterior dos incisivos, na quantidade de aglomeração exposta, na relação tecido mole, etc. Sempre que possível, é preferível uma terapia sem extracções. Quando são necessárias extracções, porém, os segundos pré-molares superiores e os primeiros pré-molares mandibulares são mais frequentemente removidos. Esta terapia particular de extracção facilita a máxima mecânica de ancoragem no arco mandibular para aliviar o apinhamento excessivo (geralmente mais do que no arco maxilar) e retrair ao máximo os incisivos mandibulares para uma posição estável sobre o osso basal. Também minimiza a ancoragem no arco maxilar, onde as deficiências do arco são geralmente menos pronunciadas e as relações nasolabiais estão dentro de limites aceitáveis. Além disso, resultam alterações mínimas sagitais na posição dos incisivos maxilares. A situação habitual de ancoragem máxima no arco mandibular e ancoragem mínima a moderada no arco maxilar presta-se à utilização de elásticos de Classe III em alguns casos. Certamente, se o paciente requer uma retracção moderada a máxima dos incisivos superiores para corrigir um ângulo nasolabial agudo, então são indicadas extracções dos primeiros pré-molares superiores. Na maioria dos casos, o tratamento ortodôntico pré-operatório devidamente executado resultará num aumento do overjet horizontal.

Dimensão transversal
A relação transversal interarquial que é exposta na maioria dos casos pode ser descrita como excesso relativo de maxilares. Clinicamente, o paciente exibirá uma tendência para a mordida cruzada bilateral vestibular em relação cêntrica. Esta discrepância, contudo, é minimizada quando a mandíbula é posicionada numa relação canina de Classe I. Em tais casos, portanto, a coordenação de rotina do arco em antecipação do avanço mandibular deve ser realizada antes da intervenção cirúrgica. Se, no entanto, for exibido um excesso absoluto de maxilar transversal mesmo após simulação da correcção sagital, então um procedimento cirúrgico definitivo para estreitar a maxila ou alargar a mandíbula pode ser indicado em simultâneo com o avanço mandibular. Nesses casos, o tratamento ortodôntico pré-operatório no arco maxilar deve ser realizado seccionalmente em segmentos cirúrgicos previstos. Inversamente, se uma deficiência transversal absoluta da maxila for exibida na relação simulada inter-arco de Classe I, deve ser considerada (1) a rápida expansão palatina após as osteotomias laterais da maxila como parte da terapia ortodôntica pré-operatória para a coordenação do arco (2) a cirurgia segmentar da maxila (após a terapia ortodôntica seccional) concomitantemente com o avanço mandibular para alcançar tal coordenação, ou

(3) o estreitamento da mandíbula com uma fenda sinfisária em conjunto com o avanço.

Dimensão vertical

Para assegurar o melhor melhoramento estético, estabilidade e função após o tratamento, todos os objectivos ortodônticos acima mencionados devem ser alcançados antes do avanço cirúrgico definitivo da mandíbula. A realização destes objectivos pode demorar algumas semanas ou vários meses, dependendo do caso particular. Por conseguinte, as decisões relativas às dimensões sagitais e transversais não são considerações importantes em relação à duração do tratamento. A dimensão vertical, contudo, pode oferecer ao ortodontista uma oportunidade de maximizar a eficiência com que ele cumpre os objectivos finais da sua terapia, talvez reduzindo o tempo de tratamento e minimizando os inconvenientes e/ou desconforto do paciente.

É bem conhecida a dificuldade de nivelamento do arco mandibular no paciente adulto que tem uma curva de spee gravemente acentuada, uma má oclusão de Classe II, um ângulo baixo do plano mandibular e uma altura facial anterior inferior insuficiente. Muitos meses de terapia do arco de curva inversa e do plano anterior da mordida são normalmente necessários nestes casos. Portanto, é apenas lógico adiar o nivelamento do arco mandibular em tais casos até que o avanço cirúrgico da mandíbula tenha sido efectuado. Esta sequência de tratamento diminui o tempo de tratamento final do paciente em muitos meses e elimina a utilização do plano de mordida anterior. O nivelamento do arco mandibular é realizado no pós-operatório com terapia elástica pré-molar/molar para cima e para baixo num período de tempo relativamente curto devido à ausência de interferências oclusais e pressões musculares funcionais associadas pré-operatórias a tais casos. O avanço da mandíbula antes do nivelamento da curva mandibular acentuada da lança resultará, após a fixação e remoção da tala, numa oclusão que é tripodificada nos dentes anteriores e segundos molares bilateralmente. Tipicamente, haverá uma substancial mordida aberta distal aos caninos na região canina/premolar/molar.

Embora o arco mandibular deva ser nivelado pós-surgicamente, o arco maxilar deve ser nivelado antes da cirurgia por várias razões. O arco maxilar é tipicamente muito mais fácil de nivelar e para tal é necessário um tempo mínimo de tratamento. Além disso, o torque adequado dos incisivos maxilares deve ser realizado antes da cirurgia para assegurar a obtenção de uma relação sagital canina de Classe I no momento do avanço cirúrgico da mandíbula. Se o arco maxilar não estiver nivelado antes da cirurgia, os incisivos superiores estarão demasiado erectos na maioria dos casos para facilitar uma relação canina de Classe I sem a necessidade de uma mordida cruzada anterior (ou sobrecorrecção), o que não é aconselhável. É também ideal que o arco maxilar actue como um arco estabilizador equipado com um arco rígido de aço inoxidável rectangular de largura total de ruptura, contra o qual se pode colocar um arco mandibular resiliente e elásticos para facilitar o nivelamento do arco mandibular com pouco movimento recíproco da dentição maxilar. Na maioria dos casos, o fio cirúrgico mandibular actuará também como arco de nivelamento após a fixação e remoção da tala. Portanto, um fio de aço inoxidável redondo leve ou um fio rectangular grande mas resiliente como o TMA ou NiTi, deve ser colocado imediatamente antes da cirurgia.

Após a cirurgia, o paciente deve usar elásticos leves contínuos numa formação triangular ou em caixa com um ligeiro vector de Classe III na região pré-molar/molar. Observou-se clinicamente que com o rápido nivelamento do arco mandibular através de tal terapia elástica, a própria mandíbula permanece estável e os incisivos mandibulares não se inflamam significativamente. Dada a excelente técnica cirúrgica e a obtenção de uma relação adequada de sobressaliência no momento da cirurgia, o comprimento do arco necessário para facilitar o nivelamento parece ser obtido principalmente através do movimento distal da coroa dos dentes posteriores da mandíbula. Esse movimento distal é ideal, pois na maioria dos casos existirá uma ligeira relação molar de Classe III quando a relação incisal e canina for ideal, o arco maxilar estiver nivelado e ainda existir uma curva mandibular acentuada de Spee.

OPÇÕES CIRÚRGICAS

Uma atenção cuidadosa aos muitos detalhes dos estudos de planeamento estético, funcional e cefalométrico irá geralmente desenvolver um plano de tratamento que permitirá a correcção simultânea da desarmonia oclusal e estética associada à deformidade de mordida profunda de Classe II. As manifestações clínicas em tais pacientes desafiam frequentemente o tratamento apenas através do avanço cirúrgico da mandíbula. Genioplastia, osteotomia de Le Fort I, osteotomia sinfisária, osteotomia subapical anterior da mandíbula, osteotomia corporal, osteotomia subapical total da mandíbula, lipectomia submental, e rinoplastia são os procedimentos cirúrgicos que podem ser utilizados mais frequentemente em concertação com a cirurgia de avanço mandibular para alcançar proporcionalidade facial antero-posterior, vertical e transversal.

Dimensão anteroposterior

O denominador comum do tratamento bem sucedido da deficiência mandibular absoluta envolve o avanço cirúrgico da mandíbula para uma relação estável com a maxila. Com um cuidadoso planeamento do tratamento, execução meticulosa de técnicas cirúrgicas, bons cuidados pré-operatórios e pós-operatórios e coordenação da cirurgia com uma terapia ortodôntica pós-operatória eficiente e reabilitação, a mandíbula pode ser avançada cirurgicamente com relativamente poucas sequelas adversas e complicações. Não são necessárias miotomias suprahioidais, o uso de colares cervicais e a abertura da mordida na região posterior para compensar recidivas.

A acessibilidade limitada da cavidade oral, a abertura restrita da mandíbula e rami mandibular excessivamente pequeno podem ser indicações para cirurgia extraoral de rami. A osteotomia "L" invertida extra-oral é um procedimento fiável para tratar hipoplasia mandibular grave, tipicamente manifestada em pacientes com artrite reumatóide juvenil, anquilose mandibular e certas síndromes (Fig.). Estas pessoas manifestam frequentemente deficiência mandibular nos planos vertical e antero-posterior do espaço, para além da deficiência vertical posterior da maxila.

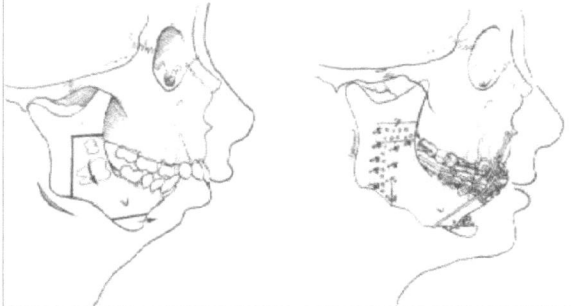

Fig. Avanço mandibular por osteotomias "L" invertidas extraorais e enxertos ósseos interposicionais para aumentar a altura e o comprimento do ramo vertical e por genioplastia de avanço. As osteotomias planeadas são ilustradas por linhas a negrito; as setas indicam movimentos direccionais.

Dimensão vertical

Embora a deformidade da mordida profunda da mandíbula envolva geralmente a dimensão anteroposterior, as dimensões vertical e transversal são também frequentemente anormais. As anomalias verticais podem manifestar-se na mandíbula ou na maxila. A diminuição da altura facial anterior inferior pode ser corrigida por osteotomia de Le Fort I e enxerto ósseo interposicional, genioplastia com enxerto ósseo interposicional ou osteotomia subapical total da mandíbula e enxerto ósseo interposicional. Todos estes procedimentos são concebidos para aumentar a altura facial e/ou a quantidade de exposição dentária. A correcção da mordida profunda pelo avanço mandibular para alcançar uma relação satisfatória de sobremordida e sobressaliência também aumenta a altura facial anterior inferior.

A deficiência mandibular de classe II com deficiência maxilar vertical requer análise e correcção nos três planos de espaço. Os procedimentos cirúrgicos múltiplos envolvendo a maxila, mandíbula e queixo são geralmente realizados durante uma única operação. Pode haver uma anomalia vertical que consiste numa mordida profunda, na diminuição da altura facial anterior inferior, na deficiência vertical da maxila manifestada como uma falta de exposição dentária em repouso e uma relativa falta de exposição dentária quando o paciente está a sorrir e falta de queixo e altura do corpo mandibular.

As marcas da deficiência vertical maxilar são a diminuição da altura maxilar e uma relativa ou completa falta de exposição dentária quando o paciente está a sorrir. A relação do lábio superior com os incisivos com os lábios relaxados e os dentes descaídos é a pedra-chave para planear um tratamento que conseguirá um sorriso atractivo. A anatomia do sorriso da pessoa, o comprimento das coroas clínicas dos incisivos, a relação lábio-a-torno, a angulação dos incisivos superiores e a altura do lábio superior em relação à margem gengival dos incisivos superiores são parâmetros adicionais importantes que podem suportar a necessidade da osteotomia Le Fort I em concertação com o enxerto ósseo interposicional para aumentar a altura maxilar e a quantidade de exposição dentária. O objectivo de tal tratamento é aumentar a altura maxilar e a quantidade de exposição dentária de modo a produzir um sorriso atractivo em que o lábio superior esteja próximo ou um pouco abaixo da altura da margem gengival dos incisivos superiores. A curvatura do lábio superior é mais estética quando os cantos da boca estão acima da linha média do lábio superior. A maxila é reposicionada de forma inferior a quantidade necessária para atingir 2 a 4mm de exposição dos incisivos superiores com o lábio superior em repouso. Se o lábio superior for relativamente proeminente e o ângulo nasolabial for agudo, a maxila é reposicionada inferior e posteriormente para reduzir a proeminência do lábio superior (Fig.).

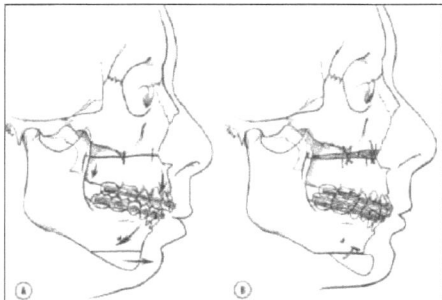

Fig. A e B, Correcção da maloclusão de Classe II por osteotomia de Le Fort I e enxerto ósseo interposicional para reposicionar a maxila inferior e ligeiramente posterior para melhorar a linha do sorriso, reduzir a proeminência do lábio superior e corrigir a maloclusão de Classe II.

O reposicionamento inferior da maxila roda a mandíbula para baixo e para trás, reduz a proeminência do queixo, e aumenta a altura facial anterior mais baixa. Se os estudos de planeamento cefalométrico indicarem que o lábio superior se tornará demasiado retrusivo com o movimento previsto para trás e inferior da maxila, a maxila é reposicionada directamente inferior ou anterior e inferior; este reposicionamento é baseado em cirurgia de avanço mandibular simultânea para alcançar uma oclusão canina de Classe I (Fig.).

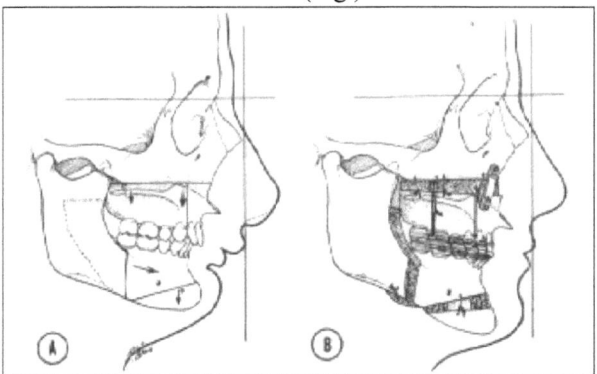

Fig. Técnicas cirúrgicas para a correcção da má oclusão de mordida profunda de Classe II associada à deficiência vertical da maxila, altura reduzida do queixo, e deficiência mandibular absoluta. A, Plano cirúrgico: Osteotomia de Le Fort I para aumentar a dimensão vertical da maxila, osteotomias sagitais de ramo dividido para avançar a mandíbula, e genioplastia interposicional para aumentar a altura do queixo. B, Resultado pós-operatório: Aumento da altura facial e oclusão de Classe I; enxertos ósseos interposicionais no local; maxila estabilizada por fios de suspensão e placas ósseas metálicas

A curva inversa no arco maxilar é normalmente passível de nivelamento por uma mecânica ortodôntica eficiente. Em pacientes seleccionados, contudo, a curvatura residual excessiva pode ser corrigida através da segmentalização transversal da maxila num espaço interdentário apropriado. As displasias verticais e transversais da maxila são corrigidas concomitantemente.

Quando existe um excesso vertical clinicamente significativo associado a deformidades de mordidas profundas de Classe II, a correcção pode ser realizada através de um reposicionamento superior e posterior da maxila para alcançar uma oclusão de Classe I. A consideração estética determinará, naturalmente, se são ou não indicados outros procedimentos cirúrgicos de avanço mandibular ou queixo. Deve ser usado extremo cuidado e discrição no planeamento da quantidade de reposicionamento superior da maxila, de modo a evitar encurtamento excessivo da face e ocultação dos dentes dos incisivos superiores. Movimentos superiores de apenas três ou quatro mm são ocasionalmente indicados para reduzir a quantidade de exposição dos dentes e gengiva.

O tipo de cirurgia mandibular escolhida dependerá da quantidade de overjet, da posição anteroposterior do pogônio e da altura facial anterior inferior. Quando existe uma prega labiomental profunda associada a uma proeminência adequada do queixo, toda a porção dentoalveolar da mandíbula pode ser avançada por meio de uma osteotomia subapical sagital total da mandíbula. Além disso, pode ser colocado um enxerto ósseo entre a porção dentoalveolar e inferior da mandíbula para se conseguir um aumento da altura facial anterior inferior.

Mais frequentemente, contudo, a mandíbula é avançada e a proeminência do queixo é simultaneamente reduzida por genioplastia de redução e a gordura submental é removida por lipectomia submental. A osteotomia horizontal da borda inferior da mandíbula e a concomitante genioplastia inter-posicional proporcionam um meio muito previsível de aumentar ainda mais a altura facial anterior inferior quando a altura do queixo mandibular é desproporcionadamente pequena. É igualmente possível uma grande versatilidade com esta técnica de genioplastia para aumentar ou diminuir a proeminência ou largura do queixo.

A osteotomia subapical pode ser utilizada para nivelar parcialmente o plano oclusal mandibular e/ou aumentar o comprimento do arco quando as extracções estão contra-indicadas. A osteotomia subapical é ocasionalmente um substituto para o nivelamento ortodôntico do arco mandibular quando é necessária uma intrusão significativa de incisivos inferiores em pacientes que manifestam uma altura facial anterior normal ou excessiva. Este procedimento cirúrgico pode ser realizado ao mesmo tempo que o avanço cirúrgico da mandíbula ou independentemente.

Quando há um apinhamento mínimo a moderado no arco anterior inferior, o segmento pode ser avançado para aumentar o comprimento do arco até 6 mm (3mm em cada lado). O aumento do comprimento do arco facilitará o tratamento ortodôntico pós-cirúrgico dos incisivos apinhados e mal alinhados sem extracção de pré-molares ou incisivos. Este procedimento é mais frequentemente feito independentemente da cirurgia de avanço mandibular com a ajuda de anestesia local ou anestesia geral nos espaços entre incisivos caninos pré-molares ou caninos-laterais. Além disso, a técnica permite o nivelamento simultâneo do arco mandibular e a melhoria da relação dos incisivos com o seu osso de suporte.

Quando a intrusão dos dentes anteriores mandibulares é indicada numa pessoa com a altura facial anterior inferior diminuída, as osteotomias do corpo mandibular podem ser realizadas em vez das osteotomias subapicais anteriores para nivelar simultaneamente o plano oclusal mandibular e aumentar proporcionalmente a altura facial anterior inferior. Em termos de alteração da relação dente anterior da mandíbula com o osso, há consideravelmente menos versatilidade com a osteotomia corporal do que com a osteotomia subapical.

A região submental-cervical é frequentemente inestética em doentes com mordedura profunda de Classe II que manifestam uma mandíbula retroposicionada, uma almofada de gordura submental anormalmente grande, um osso hióide de posição inferior e uma altura facial anterior inferior diminuída. Porque a restauração de um contorno normal do queixo-pescoço é essencial para uma estética facial óptima, o avanço ou genioplastia inter-posicional, a lipectomia submental e o avanço mandibular podem todos ter um efeito muito positivo na estética sub-mental-cervical. Quando a lipose submental está presente, pode ser facilmente removida através de uma incisão submental no momento do avanço da mandíbula e da genioplastia. Se, contudo, a deformidade do contorno do queixo e do pescoço for causada pelo envelhecimento dos tecidos cutâneos, são indicados procedimentos cirúrgicos de elevação da face.

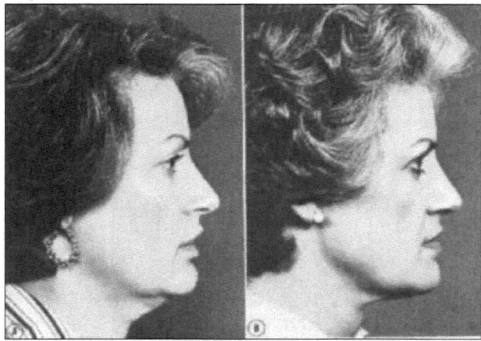

Considerações de Tratamento em Adultos

Um problema comum em pacientes adultos que sofrem de doença periodontal é a migração, alongamento, e espaçamento dos incisivos. A disjunção do equilíbrio entre o suporte periodontal disponível e as forças que actuam sobre os dentes pode resultar em alterações posicionais. Isto leva frequentemente a traumas por oclusão, uma situação que pode aumentar a destruição do periodonto se lesões inflamatórias da gengiva associadas à placa bacteriana estiverem presentes. Os dentes anteriores são especialmente propensos ao alongamento, uma vez que não estão protegidos por forças oclusais e não têm contactos antero-posteriores que inibam a migração. As forças mastigatórias são predominantemente antero-lateralmente dirigidas e existe pouca resistência, particularmente se já houver um sobrejacto aumentado. Com a progressiva perda óssea, o centro de resistência move-se apicalmente e as forças que actuam sobre as coroas geram um momento maior, contribuindo para o deslocamento progressivo.

A intrusão, retracção e/ou verticalização dos incisivos parece ser a solução lógica para o problema ortodôntico destes pacientes quando considerado do ponto de vista causal, estético e funcional. No entanto, a correcção ortodôntica de dentes mal alinhados, inclinados ou espaçados com perdas ósseas horizontais e verticais pode também estar relacionada com a melhoria do suporte ósseo.

Ceraci, Brown e Sternlicht sugerem mesmo que a correcção ortodôntica pode contribuir para a regeneração do tecido periodontal. Por outro lado, o tratamento ortodôntico, especialmente o que envolve movimentos intrusivos, inclui um risco de agravamento da condição periodontal. Em apoio deste ponto de vista, experiências realizadas em cães demonstram claramente que o movimento ortodôntico pode deslocar a placa supragengival para uma posição subgengival e assim resultar na formação de uma bolsa de infra-bônus. Por outro lado, a inclinação de um dente em direcção a um defeito de infra ossos pode resultar numa longa fixação epitelial sem reabsorção óssea adicional, desde que a higiene oral seja boa.

No entanto, muitos autores recomendaram a erupção forçada como método de escolha no tratamento de um defeito ósseo causado por uma doença periodontal. A vantagem deste tratamento é que ocorre um nivelamento do nível ósseo marginal e as bolsas doentes podem assim ser eliminadas. No entanto, um inconveniente é a redução oclusal que é uma consequência necessária do alongamento da coroa e leva frequentemente à necessidade de um tratamento protético e endodôntico.

Se a intrusão pudesse ser realizada sem quaisquer consequências iatrogénicas, isto levaria a uma redução das exigências de reconstrução, uma vez que a altura facial seria inalterada e as coroas clínicas não seriam alongadas.

Intrusão de incisivos em pacientes adultos com perda óssea marginal

Os incisivos alongados e espaçados são problemas comuns em doentes que sofrem de doença periodontal grave. 30 pacientes caracterizados por perda óssea marginal e sobremordida profunda foram tratados por intrusão de incisivos. Os sujeitos desta amostra eram 30 pacientes, cinco homens e 25 mulheres, com idades compreendidas entre os 22 e 56 anos. [51] todos os pacientes apresentavam más oclusões em que a intrusão dos incisivos superiores constituía uma parte importante do tratamento. Em 24 pacientes tinha sido observada a migração de incisivos em relação à progressão da doença periodontal. Os restantes seis pacientes observaram deslocamento espontâneo de dentes após a extracção dos dentes no segmento posterior. A maioria dos pacientes tinha aumentado o comprimento da coroa clínica, deixando visível uma quantidade variável de cemento (Fig.).

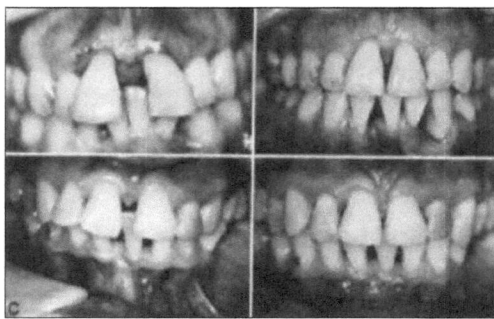

Fig. Fotografias intra-orais de pacientes antes (A e C) e depois da intrusão (B e D). Um encurtamento da coroa clínica através de tratamento é óbvio.

Foram aplicados quatro métodos diferentes para a intrusão: (1) ganchos em forma de J e protectores de cabeça extra-oral de alta tracção, (2) arcos utilitários, (3) intrusão dobrada num laço num fio de 0,17 x 0,25 polegadas, e (4) arco de base, tal como descrito por Burstone.

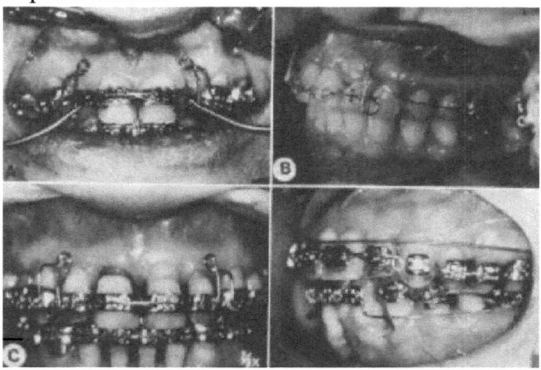

A intrusão foi avaliada a partir do deslocamento do ápice, da incisão e do centro de resistência do incisivo central mais proeminente ou alongado. A alteração do nível ósseo marginal e a quantidade de reabsorção radicular foram avaliadas em radiografias intra-orais padronizadas. As bolsas foram avaliadas por sondagens padronizadas e o comprimento da coroa clínica foi medido em moldes de estudo. Os resultados mostraram que a verdadeira intrusão do centro de resistência variou de 0 a 3,5mm e foi mais pronunciada quando a intrusão foi realizada com um arco de base. O comprimento da coroa clínica foi geralmente reduzido de 0,5 a 1,0mm. O nível ósseo marginal aproximou-se da junção cemento-esmalte em todos os casos, excepto em seis. Todos os casos demonstraram reabsorção radicular variando de 1 a 3mm. A quantidade total de suporte alveolar - ou seja, a área calculada da parede alveolar foi inalterada ou aumentada em 19 dos 30 casos. A dependência dos resultados da higiene oral, da distribuição da força e da função perioral foi avaliada em relação aos casos individuais. Era óbvio que a intrusão era melhor realizada quando (1) as forças eram baixas (5 a 15 gm por dente) com a linha de acção da força passando através ou perto do centro de resistência, (2) o estado da gengiva era saudável, e (3) nenhuma interferência com a função perioral estava presente.

A avaliação do nível ósseo, tal como estudado nas exposições intra-orais alargadas, mostrou que o nível ósseo tinha aproximado a junção de esmalte do cimento (Fig.).

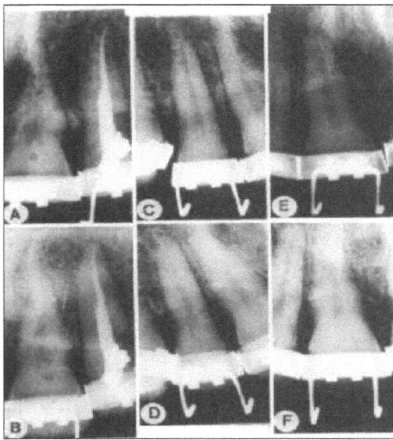

Fig. A, C, e E, Radiografias de três incisivos antes da intrusão. Note-se a acentuada perda óssea marginal. B, D, e F, os mesmos dentes após a intrusão. Notar a ligeira reabsorção radicular e o deslocamento coronal do nível ósseo marginal.

Assim, as forças foram geralmente inferiores às recomendadas pelos autores na descrição dos aparelhos, apenas nos arcos utilitário e de base, no entanto, foi possível monitorizar o aparelho a uma força baixa e constante que variou entre 10 e 25g por dente.

Uma vez que o número de pacientes com os quatro aparelhos variava muito, não foi possível efectuar qualquer comparação estatística. O arco de utilidade e o arco de base pareciam resultar tanto na maior intrusão como no maior ganho em apoio ósseo.

Uma análise comparativa da intrusão de dentes incisivos conseguida em adultos e crianças de acordo com o tipo facial.

Em 1937 J. V. Mershon publicou um tratado sobre "Possibilidades e Limitações

no Tratamento de Mordidas Fechadas". No início do artigo, ele declarou:
De todas as condições que o dentista encontra, provavelmente a menos compreendida e a mais difícil de tratar com sucesso é a dentada fechada. . . . Este é um assunto controverso. (Int. J. Orthod. Oral Surg. 33: 581-589, 1937).

A correlação do tipo facial com a morfologia da sínfise foi descrita pela Ricketts em 1964. Ele observou que os casos de alto ângulo ou dolicofaciais tinham tendência a ter sínfises longas e estreitas enquanto que os casos de baixo ângulo ou braquifaciais tinham normalmente sínfises espessas e quadradas. Bench, Gugino, e Hilgers relacionaram a morfologia da sínfise com o tipo facial. Também afirmaram que o padrão braquifacial experimentou uma depressão mais fácil dos incisivos inferiores devido ao posicionamento dos incisivos dentro de um amplo alvéolo. Notou-se que os tipos dolicofaciais possuíam sínfises longas e estreitas e incisivos com inclinação labial, o que tornava a intrusão menos eficaz.

Foi feita uma comparação entre a intrusão de incisivos conseguida em adultos e uma criança com mordedura profunda. [52] O tipo facial também foi examinado quanto ao efeito sobre a intrusão conseguida. Cinquenta e cinco casos tratados com mecânica bioprogressiva foram estudados cefalometricamente; os sujeitos incluíam vinte e quatro adultos e trinta e uma crianças. Não se verificou que nem a idade nem o tipo facial estivessem estatisticamente relacionados com a quantidade de intrusão de incisivos conseguida nesta amostra. Foi concebido um método para medir a intrusão nos ápices radiculares e pensou-se dar uma indicação mais precisa da intrusão corporal real. Foram observadas mais alterações radiculares externas durante o tratamento para adultos do que para crianças em crescimento. Houve uma ampla latitude na quantidade de intrusão observada em ambos os grupos e nos três tipos faciais. Notou-se uma considerável redução da sobremordida na amostra, e verificou-se que a intrusão era apenas um factor neste caso.

Os resultados mostraram que ocorreu uma intrusão significativa dos incisivos superiores e inferiores na amostra adulta. Além disso, foi demonstrada intrusão significativa em crianças, embora inicialmente tenha sido mascarada pelos efeitos extrusivos do crescimento. Após a inclusão da quantidade de intrusão relativa, ou a manutenção contra o crescimento normal, foi demonstrado que os números para adultos e crianças eram comparáveis. A quantidade de intrusão não podia ser correlacionada com a idade do paciente.

Da observação de radiografias periapicais ou panográficas pré e pós-tratamento, foram observadas alterações radiculares consideravelmente mais apicais para os adultos do que para as crianças após o tratamento.

O tipo facial do paciente parecia não ter influência significativa sobre a quantidade de intrusão observada. A quantidade média de intrusão, medida na raiz dos ápices foi superior a 2,5mm em adultos e superior a 2,0mm em crianças. Os incisivos superiores mostraram uma média de quase 0,5mm de intrusão, e os incisivos inferiores demonstraram cerca de 2,0mm de depressão medida no ápice. Finalmente, pode-se concluir deste estudo que a idade ou o tipo facial de um paciente ortodôntico não precisa de impedir a intrusão de incisivos.

Redução da recessão gengival na sequência de intrusão ortodôntica em pacientes periodontalmente comprometidos.

O objectivo deste estudo53 era avaliar o papel da intrusão ortodôntica e do alinhamento na redução da recessão gengival (REC) em torno dos incisivos superiores de pacientes adultos periodontais. Vinte e oito pacientes adultos tratados consecutivamente, sofrendo de periodontite crónica grave e com um incisivo central superior extrudido e defeito infrabónico no seu sítio mesial. Todos os pacientes foram atendidos num consultório privado em Turim, Itália. Na linha de base, todos os pacientes apresentaram REC sobre os aspectos vestibulares e mesiais dos dentes tratados.

Para cada profundidade de bolsa de sondagem (PPD) e REC do paciente foram avaliados na linha de base, no final do tratamento e 1 ano após o final do tratamento. O REC foi também avaliado independentemente em pacientes com biótipo periodontal estreito (NPB) ou largo (WPB). Todos os parâmetros mostraram uma melhoria entre as medições iniciais e finais estatisticamente, e não mostraram alterações entre as medições finais e as medições de seguimento. A diminuição média do PPD mesial foi de 4,29 mm, com um PPD residual de 2,50 mm. A redução média do REC foi de 0,96 mm nos sítios bucais e de 1,71 mm no mesial. Não foi registada diferença estatística nos valores de REC entre os grupos NPB e WPB.

O protocolo clínico apresentado resultou na melhoria de todos os parâmetros examinados. No final do tratamento ortodôntico foi relatada uma redução previsível de REC, tanto em pacientes com gengiva fina ou larga.

Intrusão de incisivos migrados com defeitos de infraboneto em pacientes adultos periodontais.

Este relatório54 descreve o tratamento ortodôntico de 10 pacientes adultos com doença periodontal grave, com migração e provas radiológicas de um defeito infrabónico num incisivo central maxilar. O movimento dentário ortodôntico, utilizando forças leves e contínuas, foi iniciado 7 a 10 dias após a terapia cirúrgica periodontal. O tempo médio de tratamento ortodôntico foi de 10 meses. Antes da cirurgia e no final do tratamento ortodôntico, os seguintes parâmetros foram registados clinicamente e com radiografias intra-orais padronizadas: profundidade de sondagem, comprimento clínico da coroa, nível ósseo marginal, dimensão radiológica do defeito ósseo, e comprimento da raiz.

A comparação dos valores de pré e pós-tratamento mostrou uma melhoria estatisticamente significativa para todos os parâmetros sem uma diminuição notável do comprimento da raiz. A profundidade média da sonda residual foi de 2,80mm, e a intrusão média dos incisivos foi de 2,05mm. Além disso, as radiografias revelaram uma redução dos defeitos de infra-vermelhidão. Estes resultados mostram a eficácia de uma abordagem ortodôntico-periodontal combinada. O movimento intrusivo, após terapia cirúrgica periodontal adequada, pode modificar positivamente tanto o osso alveolar como os tecidos moles periodontais.

Preocupações clínicas

Um factor de risco importante associado ao tratamento ortodôntico é a reabsorção apical externa da raiz. Embora a prevalência da reabsorção radicular secundária ao movimento dentário pareça demasiado elevada, relata uma média de 1-2mm para os incisivos superiores, com 2-3% dos pacientes a apresentarem uma perda de até 4mm.

A reabsorção apical da raiz é um efeito adverso comum durante o tratamento ortodôntico. Em 1927, Ketcham foi um dos primeiros a gerar interesse no mesmo como consequência do tratamento ortodôntico e tem sido desde então objecto de uma quantidade substancial de investigação. Uma questão ainda debatida é se o método particular de tratamento utilizado pelo ortodontista influencia a quantidade de encurtamento de raiz observada.

Já em 1914, Ottolengui relatou uma reabsorção apical da raiz causada por tratamento ortodôntico. Desde então, muitos estudos sobre reabsorção após tratamento ortodôntico têm sido publicados. A reabsorção ocorre geralmente nos incisivos superiores. Oppenheim sugeriu que a morfologia das raízes dos incisivos era um catalisador na reabsorção radicular.

De particular interesse é o encurtamento apical da raiz porque nas radiografias é mais perceptível do que a reabsorção bucal ou lingual da raiz. A área apical recebe a maior concentração de força uma vez que é a superfície que enfrenta a direcção do movimento fisiológico durante a intrusão.

Vários estudos radiográficos demonstraram um aumento tanto na severidade como na incidência de encurtamento radicular após o tratamento ortodôntico. Entre os factores que têm sido implicados estão os factores hormonais e nutricionais/ factores genéticos e predisposição individual, duração do tratamento, trauma, idade do paciente, e a fase de formação da raiz no início do tratamento. A técnica ortodôntica como factor contribuinte tem sido sugerida por Goldson, Linge e Linge e Gaudet. A magnitude da força como factor contribuinte foi sugerida por Reitan e Dellinger (Comparações de estudos seleccionados na Tabela I).

Table I. Comparison of findings

Author	Year	Method of analysis	Age	Sex	Treatment time	Facial type	Width of symphysis	Extraction vs. nonextraction	Amount of intrusion
Phillips	1955	Radiographic	*	*	*	—	—	—	—
DeShields	1969	Radiographic	—	*	** Slight	—	—	—	—
Sjolien and Zachnsson	1973	Radiographic	*	*	—	—	—	—	—
Otto	1980	Radiographic	—	—	*	*	*	—	*
Linge and Linge	1983	Radiographic	**	*	*	—	—	—	—
Dermaut and De Munck	1986	Radiographic	—	—	—	—	—	—	*
Present study		Radiographic	*	*	** Slight	*	*	*	*

*Not related; **related; —, not studied.

Diferentes tipos de movimentos possivelmente relacionados com a reabsorção radicular foram examinados radiograficamente durante as últimas décadas. De Shields, Linge e Linge, Ronnerman e Larsson estudaram a reabsorção radicular com radiografia dos dentes anteriores da maxila após o movimento ortodôntico. A comparação dos estudos radiográficos é difícil devido às grandes diferenças nos métodos e técnicas. No entanto, é geralmente aceite que extensos deslocamentos dentários, movimentos de torque e forças de abanão são responsáveis pela reabsorção radicular. O único estudo radiográfico sobre reabsorção radicular que menciona a intrusão como factor causal é o realizado por De Shields. No entanto, ele não examinou a reabsorção radicular em casos limitados apenas à mecânica intrusiva. Além disso, De Shields não encontrou qualquer correlação entre movimentos ortodônticos verticais e reabsorção radicular.

Os estudos radiográficos sobre reabsorção radicular tratam apenas da reabsorção apical; a reabsorção bucal e lingual são menos perceptíveis nas radiografias intra-orais. Segundo o estudo histológico de Henry e Weinmann (1951), as reabsorções radiculares idiopáticas mais frequentes ocorrem na área apical, "A reabsorção ocorre mais facilmente em superfícies viradas para a direcção do movimento fisiológico.

Existem dois estudos radiográficos de DeShields e Dermaut e DeMunck sobre reabsorção radicular, que discutem a intrusão como um factor causal. Contudo, DeShields não encontrou correlação entre movimentos ortodônticos verticais e reabsorção radicular, e Dermaut e DeMunck estudaram apenas incisivos maxilares.

Relativamente à medição da quantidade de reabsorção nas radiografias, a maioria dos estudos radiográficos refere-se a uma pontuação arbitrária que representa uma quantidade específica de reabsorção. Linge e Linge são excepções; uma aproximação é substituída por uma medição precisa da reabsorção radicular. Este foi o único estudo com radiografias claras e padronizadas. Dez Hoeve e Mulie afirmam que o tratamento clássico de Begg é também responsável pela reabsorção radicular através de movimentos de inclinação nos dentes anteriores superiores, seguidos de movimentos de torque na terceira fase. Isto está de acordo com as conclusões de Goldson e Henrikson. Estes autores induzem a mordida aberta através da intrusão dos dentes anteriores superiores, numa tentativa de colocar os dentes numa área óssea tão ampla quanto possível entre as corticais palatinas e vestibulares. Dez Hoeve fazem a hipótese de que este método pode ajudar a evitar a reabsorção radicular.

Em vários estudos histológicos em humanos e animais (Reitan, Stenvik e Mjor, Bunch e Dellinger), observou-se uma reabsorção após a intrusão.

Relação entre a intrusão de incisivos e o encurtamento de raízes

O objectivo do presente estudo55 era avaliar a relação entre a intrusão com forças baixas (25 gm) utilizando arcos de utilidade na técnica bioprogressiva e o encurtamento das raízes. A idade, sexo, tipo facial, tempo de tratamento, terapia de extracção versus não-extracção, largura da sínfise, e o ângulo dos incisivos com planos de referência esqueléticos também foram estudados pela sua relação com a intrusão e o encurtamento radicular.

No presente estudo, verificou-se que a intrusão com a técnica do tipo arco de utilidade não está relacionada com a quantidade de encurtamento de raiz. O grau de encurtamento da raiz foi nitidamente mais elevado na maxila do que na mandíbula. Em geral, o tempo de tratamento foi o factor mais significativo para a ocorrência de encurtamento radicular. Uma análise dos casos que apresentavam o encurtamento radicular mais grave indicou que existem pessoas com elevado potencial de reabsorção em que o encurtamento radicular ocorre tanto na mandíbula como na maxila. Nestes pacientes, a intrusão conseguida esteve significativamente relacionada com a quantidade de encurtamento radicular observada.

Pode concluir-se que o controlo do tempo de tratamento é de importância especialmente quando se realiza uma intrusão na maxila. Além disso, há pacientes com um elevado potencial de reabsorção tanto na maxila como na mandíbula que precisam de ser cuidadosamente monitorizados durante a intrusão. Foi detectado encurtamento de raiz a uma média de 1,84 mm para os incisivos maxilares e 0,61 mm para os incisivos mandibulares sujeitos a força intrusiva. A intrusão de incisivos numa população que apresentava crescimento foi considerada de "retenção contra o crescimento" e no arco superior a uma alteração na angulação dos incisivos superiores.

Além disso, quando a extracção fazia parte do tratamento ortodôntico, estava relacionada com a intrusão de incisivos superiores mas não com a intrusão de incisivos mandibulares. Não foi encontrada qualquer relação entre a quantidade de encurtamento de raiz e o grau de intrusão alcançado. No entanto, um longo tempo de tratamento estava significativamente correlacionado com o encurtamento radicular. Nenhuma das outras características estudadas estava relacionada quer com intrusão quer com encurtamento radicular.

Reabsorção apical da raiz dos incisivos superiores causada por movimento dentário intrusivo: Um estudo radiográfico

O objectivo do estudo56 era investigar se a reabsorção radicular dos incisivos superiores ocorre durante a intrusão dos incisivos superiores. O estudo examina a possibilidade de uma relação entre a quantidade de encurtamento radicular e a duração da força intrusiva. A relação do comprimento da raiz antes e depois da intrusão foi comparada em 20 pacientes. Em 66 incisivos com um período de intrusão de 29 semanas, foi realizada uma intrusão de 3,6 mm. O grupo de controlo consistiu em 15 pacientes que não foram submetidos a qualquer tratamento ortodôntico. Consequentemente, 58 incisivos não sofreram intrusão. O tempo de seguimento entre 2 medições foi de ±28 semanas. Os resultados mostraram claramente um encurtamento da raiz após a intrusão. Foi encontrada uma reabsorção média de 18% do comprimento original da raiz. Em comparação, nenhum dos pacientes de controlo mostrou encurtamento radicular. Não foi encontrada qualquer correlação entre a quantidade de reabsorção e a quantidade e duração da intrusão. Em combinação com a deflexão apical da raiz, o chão nasal foi ocasionalmente um factor limitador da intrusão e isto pode ter causado a reabsorção radicular.

Uma avaliação do incidente de reabsorção radicular à intrusão ortodôntica

Foi desenvolvido um novo método radiográfico57 para medir as alterações no comprimento das raízes. Com esta técnica, a intrusão ortodôntica foi investigada como uma causa potencial de reabsorção apical da raiz dos incisivos superiores. O grupo experimental consistiu em 17 pacientes com sobremordida excessiva que foram tratados com um arco de intrusão do tipo Burstone-, o que proporcionou um baixo nível de força (cerca de 15 gm por dente). Um grupo de controlo era composto por 17 pacientes em aparelhos fixos de arcada completa que foram seleccionados aleatoriamente.

Após um período de aproximadamente 4 meses, o grupo de intrusão teve apenas um pouco mais de reabsorção radicular do que os controlos, 0,6 mm versus 0,2 mm (diferença estatisticamente significativa). A intrusão medida no centro de resistência do incisivo central teve uma média de 1,9 mm. A quantidade de reabsorção não estava correlacionada com a quantidade de intrusão. Foi encontrada uma fraca correlação, r = 0,45, entre a reabsorção e o movimento do ápice (ou seja, além da intrusão, houve frequentemente movimento de raiz palatal). Os resultados deste estudo parecem indicar que a intrusão com forças baixas pode ser eficaz na redução da sobremordida, causando apenas uma quantidade insignificante de reabsorção apical da raiz.

Outros estudos58-

1. Baumrind et al não encontraram associações significativas entre as variáveis direccionais de intrusão e reabsorção radicular. De facto, este estudo mostrou que uma média de 0,06 mm de encurtamento de raiz/mm de intrusão.
2. Os escudos não conseguiram mostrar uma correlação específica entre a intrusão e a reabsorção radicular.
3. Kaley e Phillips - Estudo realizado em 220 pacientes tratados consecutivamente não encontrou nenhuma correlação específica entre intrusão e reabsorção dos apices da raiz maxilar, mandibular.
4. Goerigk e Wehrbein - Estudo sobre 31 pacientes durante um período médio de tratamento de 4,3 meses. Uma intrusão média foi de 2-3mm e foi encontrada uma reabsorção apical da raiz de 1mm.
5. Faber - Num estudo clínico recente utilizando arcos de intrusão da CIA com uma força média de 38gms, foi encontrada uma reabsorção radicular negligenciável dos incisivos.

Estabilidade e Recaída

A estabilidade da correcção da sobremordida profunda depende de -
1. Natureza da correcção - intrusão/extrusão/flagelação
2. Crescimento e adaptação neuromuscular
3. Maloclusão original

Poucos estudos58 -

Berg (1983) - Apenas 20% de recidiva da correcção da sobremordida com um total líquido de 40% de correcção da sobremordida.

Dake e Sinclair (1989) - Recidiva de sobremordida de 20-40%

Cole (1948) - Com a terapia de extracção, a sobremordida pós retenção era mais profunda do que na maloclusão original.

Hernadez (1969) - Estudou os 83 pacientes de Classe II div 1 de retenção durante um mínimo de seis meses e encontrou mais recaídas de sobremordida nos pacientes de extracção.

Walter (1953) - Estudou pacientes sem extracções e encontrou uma diminuição da sobremordida de 2,72mm com uma recidiva pós-tratamento de 0,71mm.

Simons (1973) - A recaída pós-retenção não estava relacionada com a realização ou não de extracções. Ele acreditava que as alterações do plano oclusal durante o tratamento tendiam a recair na sua angulação original, e isto está correlacionado com uma recaída profunda da mordida. Ele concluiu que o crescimento mandibular, com um componente vertical, estava correlacionado com a estabilidade da sobremordida.

Riedel (1960) - Afirmou que um incisivo erguido com grande ângulo interincisal era mais susceptível de recair.

Creekmore e Zingeser (1967, 1964) - Relata-se que os incisivos não devem ser intrudidos, excepto em raras circunstâncias em que não ocorra qualquer crescimento vertical. Isto porque a extrusão de molares para corrigir a sobremordida profunda em pacientes sem crescimento vertical é difícil e instável.

Pouco - Encontrou um aumento estatisticamente significativo da sobremordida durante o período pós-retenção para 65 primeiros pacientes com extracção de bicúspide.

Joondeph e Simon - 1973

Realizaram um estudo pós-retenção de 10 anos onde descobriram que a proclinação dos incisivos inferiores e a rotação da mandíbula no sentido horário eram os factores de recidiva.

Burzin e Nanda1 investigaram especificamente a estabilidade da intrusão de incisivos. Neste estudo, o tempo médio de tratamento foi de 2,3 anos e o tempo médio de observação pós tratamento foi de 2 anos. A sobremordida mostrou uma redução média de 3,5 mm durante o tratamento e a recidiva média pós tratamento foi de 0,8 mm. Os incisivos maxilares foram intrudidos 2,3mm e foi observada uma recidiva insignificante de 0,15mm. A intrusão mínima obtida foi de 0,31mm com um máximo de 4,82mm de intrusão dos incisivos maxilares.

Os resultados indicam que quanto mais a sobremordida era corrigida, mais tendia a recair durante o período pós-tratamento. A recaída por sobremordida foi positivamente correlacionada com a extrusão de incisivos e alterações molares durante o período pós-tratamento. No entanto, a recidiva por sobremordida não estava correlacionada com a quantidade de extrusão de molares durante o tratamento, possivelmente porque houve um mínimo de extrusão de molares durante o tratamento.

Acredita-se que o ângulo interincisal pode desempenhar um papel crítico na estabilidade da correcção da sobremordida profunda. No presente estudo, a inclinação axial dos incisivos e a sobremordida não sofreram alterações significativas durante o período pós-tratamento. Isto sugere que uma boa inclinação axial dos dentes no final do tratamento pode ser um factor na estabilidade do resultado final. Este estudo não encontrou diferenças na estabilidade entre os grupos de extracção e nenhum grupo de extracção. Este estudo mostrou que a intrusão de incisivos maxilares parece ser um procedimento

estável.
A eficácia e estabilidade a longo prazo da correcção da sobremordida com mecânica de intrusão de incisivos.

O objectivo deste estudo59 era investigar a eficácia e estabilidade a longo prazo da correcção da sobremordida com mecânica de intrusão de incisivos.

O grupo tratado consistia em 25 sujeitos (13 mulheres, 12 homens) com sobremordida profunda de pelo menos quatro mm (sobremordida média de 5,9 mm). O tratamento ortodôntico foi iniciado na dentição permanente tardia mista ou precoce, e todos os pacientes foram tratados sem extracções. Todos os pacientes receberam radiografias cefalométricas laterais no pré-tratamento (T1), pós-tratamento (T2), e pós-retenção (T3). O tratamento incluiu o arnês cervical e arcos de alavanca para intruir principalmente os incisivos maxilares e ocasionalmente os incisivos mandibulares. Os pré-molares não foram incluídos nos aparelhos fixos durante o tratamento. O grupo não tratado consistia em indivíduos de 25 anos e sexo compatível do Estudo de Crescimento Bolton.

Os resultados mostraram que os mecanismos utilizados foram eficazes na correcção da sobremordida. Durante o período pós-tratamento, a sobremordida aumentou em 0,7 mm. Embora esta alteração fosse estatisticamente significativa, a quantidade era pequena e é considerada clinicamente insignificante, dada a gravidade do pré-tratamento da sobremordida. Além disso, uma correcção líquida da sobremordida (T3-T1) de 3,3 mm e uma sobremordida pós retenção de 2,6 mm é um excelente resultado clínico.

Uma comparação das técnicas de nivelamento de Ricketts e Tweed

O objectivo deste estudo60 era comparar a eficácia e a estabilidade a longo prazo do nivelamento de arcos e da correcção da sobremordida efectuada pelos Ricketts e técnicas Tweed modificadas.

Tweed descreveu uma técnica de nivelamento de arcos que utilizava um fio de arco contínuo contendo uma curva inversa de Spee. Nesta técnica, o nivelamento foi realizado por extrusão dos pré-molares e molares com a menor intrusão possível dos incisivos inferiores. Foram frequentemente utilizados elásticos de classe III para contrariar a força intrusiva do fio do arco nos incisivos inferiores.

Ricketts descreveu o segundo método de nivelamento do arco, que envolveu a intrusão intencional dos incisivos inferiores ao nível dos pré-molares utilizando um arco utilitário. Os pré-molares inferiores podiam irromper verticalmente até a oclusão limitar o seu movimento. Tem havido um desacordo considerável na literatura sobre qual das duas filosofias de nivelamento é melhor para conseguir a correcção da sobremordida e depois mantê-la a longo prazo.

Foram realizados vários estudos cefalométricos para avaliar os efeitos da técnica de nivelamento Ricketts (Bioprogressivo). Em geral mostram que é possível a intrusão de incisivos inferiores, muitas vezes variando de 1 a 3 mm com uma quantidade semelhante de intrusão conseguida em crianças e adultos. Muitos destes estudos, contudo, utilizaram amostras pequenas e mistas e apenas abordaram de forma periférica a questão da estabilidade a longo prazo da correcção da sobremordida.

Outros investigadores que avaliaram os efeitos da técnica de nivelamento Tweed chegaram a diferentes conclusões. Sugeriram que a extrusão vertical de prémolares e molares foi uma mudança estável e que a intrusão de incisivos mais baixos, embora por vezes obtida com esta técnica, recaiu frequentemente para produzir um aumento da sobremordida.

Neste estudo, a amostra era composta por 60 casos de Classe II, mordida profunda, adolescente de baixo ângulo sem extracção, 30 cada um dos escritórios de Robert Ricketts e Fred Schudy com cefalogramas tomados antes e imediatamente após o tratamento e uma média de mais de 4 anos após o tratamento.

Os resultados mostraram que - 1. tanto as técnicas de nivelamento do arco tipo Ricketts como as de Schudy Tweed foram bem sucedidas na correcção da sobremordida, com aumentos mínimos do ângulo do plano mandibular e da altura facial anterior observados.

2. Os incisivos mandibulares do grupo Ricketts demonstraram mais flaring e movimento corporal "anterior" durante o tratamento, com uma maior quantidade de recidiva pós-tratamento vertical e overbite do que o grupo Schudy.

3. Notou-se um pouco mais de 1 mm de intrusão de incisivos mandibulares no grupo Ricketts; esta alteração foi relativamente estável após o tratamento. Não foi observada nenhuma intrusão de incisivos no grupo Schudy.

Eficácia a longo prazo das técnicas de arco contínuo e seccional no nivelamento da curva de Spee.

A correcção de uma sobremordida profunda com a subsequente obtenção de estabilidade a longo prazo é um problema difícil para os ortodontistas. O papel do nivelamento da curva de Spee (COS) na abertura da mordida e o sucesso do tratamento ortodôntico tem sido bem documentado na literatura. O objectivo deste estudo61 era investigar se o nivelamento da curva de Spee, utilizando duas técnicas de tratamento ortodôntico, produz resultados estáveis a longo prazo.

Foi comparada a estabilidade a longo prazo de nivelamento do COS com a técnica Alexander de fio recto e a técnica Bioprogressiva de arco seccional. Os temas seleccionados aleatoriamente para este estudo retrospectivo foram obtidos a partir das práticas privadas dos Drs. R. G. Alexander e Ruel Bench. Foram avaliados modelos de estudo realizados dois meses antes do tratamento (T1), dois meses após o tratamento (T2), e após a retenção (T3). As medições do COS foram feitas nos moldes mandibulares com um palatómetro comercialmente disponível. Foram também registadas a largura intercaninos mandibulares, sobremordida, sobrejacto, irregularidade dos incisivos mandibulares e comprimento do arco mandibular.

Os resultados mostraram que ambas as técnicas produziram reduções altamente significativas no COS (T1 a T2). Ocorreu uma recaída pós-retenção do COS estatisticamente significativa, mas clinicamente insignificante (T2 a T3). Para ambas as técnicas, verificou-se uma diferença estatisticamente significativa na incidência da recidiva da TSC entre os pacientes que foram completamente nivelados pós-tratamento e aqueles que não o foram. Não encontrámos uma correlação entre o TSC pré-tratamento e a recidiva em nenhum dos outros traços oclusais estudados.

Estabilidade a longo prazo do nivelamento da curva de Spee.

O objectivo do estudo62 era investigar se o nivelamento ortodôntico da curva de Spee é um procedimento de tratamento com um resultado estável a longo prazo. Foram feitas medições nos moldes de gesso de 149 pacientes tratados ortodonticamente (57 homens e 92 mulheres). A idade média antes do tratamento era de 12,8 anos (intervalo, 8-25 anos). As gessos de estudo foram tiradas antes do tratamento (T1), na conclusão da terapia ortodôntica (T2), e 6,7 anos (média) de pós-tratamento (T3). Os critérios de inclusão não foram extracções, todas as classificações de Angle excepto as más oclusões de Classe III, e todos os dentes permanentes totalmente erupcionados excepto o segundo e terceiro molares. A curva de Spee e o índice de irregularidade foram medidos em fotografias digitais padronizadas dos moldes. O overjet e a sobremordida foram avaliados com uma régua. Alterações na curva de Spee foram correlacionadas com alterações no índice de irregularidade, sobrejacto e sobremordida de T1 a T3.

Foram registados os seguintes resultados: (1) o nivelamento da curva de Spee é um procedimento de tratamento relativamente estável em comparação com o retorno do apinhamento dos incisivos e aprofundamento da mordida; (2) nem a profundidade inicial da curva de Spee nem o índice inicial de irregularidade são indicadores da quantidade de recidiva; (3) a quantidade de nivelamento não está correlacionada com a recidiva dos 4 parâmetros testados (curva de Spee, índice de irregularidade, sobressaliência, e sobremordida); e (4) existe uma ligeira correlação entre a recidiva da curva de Spee e a recidiva do índice de irregularidade, sobressaliência, e sobremordida.

De acordo com os resultados do estudo, o nivelamento da curva de Spee durante o tratamento ortodôntico parece ser muito estável a longo prazo; estava fracamente correlacionado com as outras variáveis testadas.

Alterações na curva de Spee com tratamento e com dois anos de pós-tratamento

Os objectivos deste estudo63 foram determinar os padrões esqueléticos e dentários pré-tratamento relacionados com a curva de profundidade de Spee, avaliar as alterações na curva de Spee com o tratamento e os efeitos nas estruturas dentofaciais, e determinar os factores associados à estabilidade da curva de Spee após o tratamento. Os cefalogramas laterais e os moldes dentários foram avaliados para 24 pacientes brancos do sexo masculino e 26 brancos do sexo feminino no pré-tratamento, pós-tratamento, e pelo menos 2 anos pós-retenção. Todos os pacientes tiveram segundos molares e pré-molares permanentes mandibulares em erupção e em oclusão. As seguintes variáveis foram correlacionadas com o aumento da curva de pré-tratamento da profundidade de Spee: baixo ângulo plano mandibular de Frankfurt, sobremordida profunda, sobrejacto aumentado, e má oclusão molar de Classe II.

Não foram encontradas diferenças significativas na profundidade da curva de pré-tratamento entre pacientes do sexo masculino e feminino ou entre os lados direito e esquerdo. O nivelamento da curva de Spee foi conseguido através da elevação dos molares, extrusão dos pré-molares, e intrusão ou queima dos incisivos. Os casos de extracção e não-extracção não demonstraram diferenças significativas na quantidade de recidiva da curva. O aumento da recidiva da curva foi correlacionado com aumentos pós-retenção da sobremordida, índice de irregularidade, e pacientes a quem foram dados retentores removíveis. Globalmente, a curva de Spee foi relativamente estável após o tratamento, com apenas 16% de recidiva da curva nivelada.

Alterações esqueléticas e dentárias associadas ao tratamento da maloclusão profunda da mordedura

Foi realizado um estudo retrospectivo64 de 132 casos ortodônticos tratados que apresentavam pelo menos 70% de sobremordida, utilizando moldes dentários e radiografias cefalométricas laterais de antes e depois do tratamento. Foram 61 pacientes com má oclusão de Classe I, 27 de Classe II, Divisão 1 e 44 de Classe II, Divisão 2. Foram comparadas seis modalidades de tratamento diferentes para a correcção da mordida profunda.

Os resultados mostraram que o...

1. A profundidade da mordida anterior melhorou em todos os 132 casos uma média de 4,0 mm com uma intrusão dos incisivos superiores de 1,0 a 1,5 mm e um aumento da angulação e posição dos incisivos em relação à base do crânio e à face.

2. A intrusão de incisivos inferiores ocorreu em apenas 35% dos casos, com os casos de Classe I a 28%, Classe II, Divisão 1 a 45%, e Classe II, Divisão 2 a 38%,

mas todos os casos demonstraram um aumento da angulação e posição dos incisivos inferiores em relação à mandíbula e à face.

3. O ângulo interincisal diminuiu em todos os casos como resultado do tratamento, mas foi mais notório nos casos da Classe II, Divisão 2.

4. Os primeiros molares permanentes maxilares e mandibulares extrudidos de forma consistente. A média dos molares maxilares foi de 4,17 mm para SN e 2,02 mm para o plano palatino, enquanto que a média dos molares mandibulares foi de 2,99 mm para o plano mandibular com os primeiros molares permanentes mandibulares a extruir 1,5 vezes mais do que os primeiros molares maxilares.

5. Tanto a altura facial anterior total como a altura facial inferior aumentaram em todos os casos.

6. As alterações atribuídas à correcção das más oclusões de mordedura profunda foram aumentos nos seguintes parâmetros. Classe I: /1 a NB (angular); IMPA (angular); 1/ a PP (linear). Classe II, Divisão 1: 1/ a NA (tanto medidas lineares como angulares). Classe II, Divisão 2: S- Gn; altura facial total; altura facial inferior; /1 a A-Pog; 6/ a SN; todas as medidas lineares.

7. O tratamento de uma má oclusão de mordedura profunda produziu alterações esqueléticas e dentárias que foram estatisticamente significativas independentemente da mecânica utilizada.

8. A extracção de dentes teve um efeito estatisticamente significativo em todas as classes de Angle, mas teve um efeito muito maior nos casos da classe I.

Verdadeira intrusão de incisivos conseguida durante o tratamento ortodôntico: Uma revisão sistemática e uma meta-análise

O objectivo desta meta-análise65 era quantificar a quantidade de intrusão dos incisivos verdadeiros atingida durante o tratamento ortodôntico.

Bases de dados electrónicas (PubMed, Medline, Medline In-Process e outras citações não relacionadas, todas as revisões EBM [Cochrane Database of Systematic Reviews, ASP Journal Club, DARE, e CCTR], Embase, Web of Science, e Lilacs] foram pesquisadas com a ajuda de um bibliotecário sénior de ciências da saúde. O objectivo era identificar ensaios clínicos que avaliassem a verdadeira intrusão de incisivos através de análises cefalométricas e que tivessem em conta o crescimento craniofacial quando necessário. Dos resumos seleccionados, foram recuperados artigos originais, e as suas referências foram procuradas à mão por artigos em falta.

Vinte e oito artigos cumpriram os critérios iniciais de inclusão, mas 24 foram rejeitados porque não quantificavam a verdadeira intrusão dos incisivos ou não tinham em conta o impacto do crescimento normal quando necessário. Os restantes 4 artigos mostraram que a intrusão dos incisivos verdadeiros é atingível (0,26 a 1,88 mm para os incisivos superiores e 0,19 a 2,84 mm para os incisivos mandibulares) mas com grande variabilidade dependendo do aparelho utilizado. Foi concluída uma meta-análise com os resultados dos 2 artigos que utilizaram a técnica segmentar. As estimativas médias combinadas de intrusão e IC 95% foram de 1,46 mm (1,05-1,86 mm) para os incisivos maxilares e 1,90 mm (1,22-2,57 mm) para os incisivos mandibulares.

Sob as limitações do número de estudos disponíveis e do total de amostras para esta revisão sistemática, poderiam ser tiradas as seguintes conclusões:

1. A verdadeira intrusão de incisivos pode ser realizada em ambos os arcos. No entanto, a viabilidade da intrusão de incisivos verdadeiros apenas para a correcção de mordeduras profundas graves não foi estabelecida.

2. A quantidade de verdadeira intrusão atingível difere entre os arcos, embora o significado clínico da diferença seja questionável.

3. A técnica de arco segmentado em pacientes sem crescimento produziu intrusão de incisivos maxilares de 1,5 mm e intrusão de incisivos mandibulares de 1,9 mm.

Resposta gengival à intrusão de incisivos mandibulares.

Os objectivos do estudo66 eram avaliar a taxa de acompanhamento do movimento gengival e as alterações nos gengivae anexados e queratinizados após a intrusão ortodôntica dos incisivos mandibulares.

O estudo foi realizado com 16 indivíduos cujos incisivos mandibulares foram ortodonticamente intrudidos para a correcção da sobremordida. A intrusão ortodôntica foi realizada com a técnica de arco de utilidade segmentada. Foram registados índices periodontais e as larguras de gengivas fixadas e queratinizadas antes e depois do tratamento. O movimento gengival em relação à intrusão ortodôntica foi determinado por meio de radioopacidade com um dispositivo metálico especialmente concebido para indicar a posição da margem gengival e a junção mucogingival nos cefalogramas tomados antes do tratamento e após a intrusão.

Não houve alterações estatisticamente significativas na largura dos gengivae fixados e queratinizados após o tratamento (P >.05). A margem gengival e a junção mucogingival deslocaram-se na mesma direcção que os dentes em 79% e 62%, respectivamente. Foi também observada uma diminuição estatisticamente significativa do comprimento da coroa clínica (P <,05).

Estes resultados sugerem que a intrusão ortodôntica não leva a alterações significativas na largura das gengivas fixadas e queratinizadas quando o controlo adequado da placa é mantido. A gengiva move-se na mesma direcção com o dente, mas consideravelmente menos. Isto pode indicar a necessidade de acompanhamento ou correcção gengival após a terapia de intrusão.

Conclusão

A correcção ortodôntica da sobremordida profunda pode ser alcançada com vários mecanismos que resultarão numa verdadeira intrusão dos dentes anteriores, extrusão dos dentes posteriores, ou uma combinação de ambos. Por exemplo, o nivelamento de uma curva mandibular de Spee pode ser conseguido por extrusão de molares e pré-molares. A extrusão de dentes posteriores resultará num aumento da altura facial inferior, num aumento do plano oclusal, e numa rotação para baixo e para trás da mandíbula com um agravamento da relação esquelética de Classe II. A extrusão de posteriors só é estável se o crescimento da mandíbula compensar a mesma e, portanto, pode ser estável em grupos etários em crescimento.

A intrusão dos dentes anteriores oferece uma série de vantagens, incluindo a simplificação do controlo da dimensão vertical e a possibilidade de rotação avançada da mandíbula para ajudar na correcção da Classe II. Os movimentos dentários intrusivos parecem ocorrer de forma mais eficaz com baixa magnitudes de força. A verdadeira intrusão dos incisivos pode ser realizada em ambas as arcadas. A intrusão de incisivos é considerada mais estável. Acredita-se que o ângulo interincisal pode desempenhar um papel crítico na estabilidade da correcção da sobremordida profunda.

Bibliografia

1. Nanda R. Biomecânica e Estética Stratergies in Clinical Othodontics. Elsevier Saunders editoras : 131-155, 2005.
2. Ten Hoeve A, Mulie RM, Brandt S. Modificações técnicas para conseguir a intrusão do segmento anterior maxilar. J Clin Orthod 1977;11: 174 -198.
3. Mclaughlin R, Bennett J, Trevisi H. Mecânica de tratamento ortodôntico sistematizada. Editores Mosby, 2ª Edição :131-141,2004.
4. Rakosi T, Jonas I, Graber TM. Diagnóstico ortodôntico. Thieme Medical Publisherers,132, 1993.
5. Zachrisson BU. Factores estéticos envolvidos na exposição dos dentes anteriores e o sorriso: dimensão vertical. J Clin Orthod 1998;32:432 - 445.
6. Burstone C. Biomecânica de correcção de sobremordidas profundas. Semin Ortodontia 2001;7:26-33.
7. Proffit W, Fields H, Sarver D. Ortodontia Contemporânea. Mosby publishers, 4ª Edição 569-576, 2007.
8. Burstone CJ. Redução profunda da sobremordida por intrusão. Am J Orthod 1977;72:1-22.
9. Burstone CJ, E. van Steenbergen EV, Prahl-Andersen, Aartman IHA. A influência da magnitude da força na intrusão do segmento maxilar. Angle Orthod 2005;75:723-729.
10. Burstone CJ, E. van Steenbergen EV, Prahl-Andersen, Aartman IHA... A relação entre o ponto de aplicação da força e a queima do segmento anterior. Angle Orthod 2005;75:730-735.
11. Shroff B, Yoon WM, Lindaur SJ, Burstone CJ. Intrusão e retracção simultâneas usando arco base de três peças. Angle Orthod 1997; 67: 455-462.
12. Goerigk B, Diedrich P, Wehrbein H. Intrusão dos dentes anteriores com a técnica de arco segmentado de Burstone - um estudo clínico 1: Fortschr Kieferorthop. 1992 ; 53:16-25.
13. Bancada RW, Gugino CF, Hilgers JJ. Bioprogressive Therapy Part 7: The Utility and Sectional Arches in Bioprogressive Therapy Mechanics. J Clin Orthod 1978;12:192- 207.
14. Ricketts RM. Terapia bioprogressiva. Editora Rocky Mountain, 259-262, 293-298.
15. Ulger G, Arun T, Sayinsu K, Isik F. O papel do arnês cervical e da utilidade inferior no controlo da dimensão vertical. Am J Orthod Dentofac Orthop 2006;130:492-501.
16. Nanda R, Marzban R, Kuhlberg A. O arco de intrusão de connecticut. J Clin Orthod 1998;33:707-715.
17. Amasyali M, Saudi D, Lmez HS, Akin E, Karacay S. Efeitos intrusivos do

arco de intrusão de connecticut e do arco de intrusão de utilidade. Turk J Med Sci 2005;35:407-415.
18. Shroff B, Leiss JB, Lindaur SJ, Burstone CJ. Abordagem segmentada da intrusão simultânea e do fechamento do espaço: biomecânica do aparelho de arco de três peças de base. Am J Orthod Dentofac Orthop 1995;107:136-143.
19. Liu D, Bai D, Wang C, Sun W, Guo J, Xi R. Intrusão e retracção simultânea dos dentes anteriores usando um arco de três peças de base. Hua Xi Kou Qiang Yi Xue Za Zhi. 2000;18:168-70.
20. Kim SH, Park YG, Chung K. Maloclusão grave de mordedura profunda anterior classe II tratada com um Retractor C-Lingual. Angle Orthod 2004; 74: 280-285.
21. Kalra V. Intrusão e retracção simultânea dos dentes anteriores. J Clin Orthod 1998;32:535-540.
22. Hilgers JJ, Farzin F. Adjuncts to bioprogressive therapy - The Asymmetrical "T" Archwire. J Clin Orthod 1992;26:81-86.
23. Graber, Vanarsdall, Vig. Orthodontics - Current principles and Techniques Elsevier Mosby publishers, 4ª edição : 873-878, 2005.
24. Creekmore TD, Eklund MK. A possibilidade de uma fonte de ancoragem esquelética. J Clin Orthod 1983;17:266 - 269.
25. Mini-Implante Kanomi R. para ancoragem ortodôntica. J Clin Orthod 1997;31:763 -767.
26. Jung MH, Kim TW. Considerações biomecânicas no tratamento com Miniscrew Anchorage. J Clin Orthod 2008;42 : 79-83.
27. Chung KR, Kim SH, Kook YA, Son JH. Controlo de Torque Anterior utilizando mini-implantes parcialmente osseointegrados: Técnicas de terapia biocreativa tipo I e II. W J Ortodontia 2008; 9: 95-113.
28. Ohnishi H, Yagi T, Yasuda Y, Takada K. Mini-Implanta para ancoragem ortodôntica num caso de sobremordida profunda. Angle Orthod 2005;75:444-452.
29. Upadhyay M, Nagaraj K, Yadav S, Saxena R. Mini-implantes para intrusão em massa de dentes anteriores numa severa má oclusão de Classe II divisão 2. J Ortodontia 2008;35: 79-89.
30. Kim TW, Kim H, Lee SJ. Correcção da sobremordida profunda e do sorriso gengival usando um mini-implante com um fio segmentado num paciente em crescimento de Classe II divisão 2. Am J Orthod Dentofac Orthop 2006;130:676-85.
31. Contasti GI, Legan HL. Directrizes biomecânicas para a aplicação de headgear. J Clin Orthod 1982;16:308 - 312.

32. Hickham JH. Forças direccionais revisitadas. J Clin Orthod 1986;20:626 - 637.
33. Hickham JH. Parte I - Abordagem ortodôntica direcional de ponta. J Clin Orthod 1974;8:617 - 633.
34. Deguchi T, Murakami T, Kuroda S, Yabuuchi T, Kamioka H, Takano-Yamamoto T. Comparação dos efeitos de intrusão nos incisivos maxilares entre a ancoragem do implante e o arnês de gancho em J. Am J Orthod Dentofac Orthop 2008;133:654-60.
35. Burstone CJ, E. van Steenbergen EV, Prahl-Andersen, Aartman IHA. O papel de um arnês de tracção alta no combate aos efeitos secundários da intrusão do segmento anterior maxilar. Ortodontia angular. 2004;74:480-6.
36. Hong RK, Hong HP, Koh HS. Efeito do Arco de Cogumelo de Curva Inversa nos incisivos inferiores em pacientes adultos: um estudo prospectivo. Angle Orthod 2001;71:425-432.
37. Jackson S, Sandler PJ. Aviões de mordedura fixa para tratamento de mordedura profunda. J Clin Orthod 1996;30: 283 - 287.
38. Madsen R. Bonded Acrylic Lingual Biteplanes. J Clin Orthod 1998;30:311-317.
39. Jayade VP. Begg Refinado para os tempos modernos. 2ª Edição : 42-49, 121-131.
40. Hocevar R. Sistemas de força ortodôntica. Am J Orthod Dentofac Orthop 1982;81: 1-11.
41. Liu e Herschleb. Movimento controlado dos incisivos maxilares na técnica do mendigo Am J
Orthod Dentofac Orthop 1981;127:310-315.
42. McNamara J, Bruden W. Tratamento ortodôntico e ortopédico na dentição mista. Needham press publishers, 193-205.
43. Thornton CB, Nikolai RJ. Forças intrusivas anteriores máxilares geradas pelos aparelhos de Begg Stage I. Am J Orthod Dentofac Orthop 1981;79: 610- 624.
44. Kesling P. Tip-Edge guide e a técnica do Arco Reto Diferencial. Duas editoras de Publicidade Serrada, Terceira edição : 14-15, 1996.
45. Kesling C. O Conceito de Tip-Edge: Eliminar a tensão de ancoragem desnecessária. J Clin ortodôncia
1992;26:165-178.
46. Garner LD. Técnica de arco segmentado. J Clin Orthod 1971;5:20-37.
47. Burstone C. The mechanics of segmentmented arch techniques Angle Orthod 1966;36:99-120.
48. Michael Marcotte. Biomecânica em Ortodontia : 99-116, 1990.

49. Bennett JC, Mclaughlin RP. Gestão de overbite profundo com um sistema de aparelhos pré-ajustados. J Clin Orthod 1990;24: 684-696.
50. Bell WH, Jacobs JD, Legan HL. Tratamento da mordida profunda de Classe II por meios ortodônticos e cirúrgicos. Am J Ortodontia 1984;85: 1-20.
51. Melsen, B, Agerbaek N, Markenstam G. Intrusão de incisivos em pacientes adultos com perda óssea marginal. Am J Orthod Dentofac Orthop 1989;96:232-241.
52. Otto. Uma análise comparativa da intrusão de dentes incisivos conseguida em adultos e crianças, de acordo com o tipo facial. Am J Orthod 1980;77:437-446.
53. Cardaropoli D, Abundo R, Corrente G. Redução da recessão gengival na sequência de intrusão ortodôntica em pacientes periodontalmente comprometidos. Res. Ortodôntica Craniofac 2004;7:35-9.
54. Cardaropoli D, Re S, Corrente G, Abundo R. Intrusão de incisivos migrados com defeitos infrabónicos em pacientes adultos periodontais. Am J Orthod Dentofac Orthop 2001;120:671-675.
55. McFadden WM, Engstrom C, Engstrom H, Anholm JM. Relação entre a intrusão de incisivos e o encurtamento de raiz. Am J Orthod Dentofac Orthop 1989;96:390-6.
56. Dermaut LR, De Munck A. Reabsorção apical da raiz dos incisivos superiores causada por intrusão. Am J Orthod Dentofac Orthop 1986;90: 321-326.
57. Costopoulos G, Nanda R. Uma avaliação do incidente de reabsorção radicular à intrusão ortodôntica. Am J Orthod Dentofac Orthop 1996 ; 109:543-8.
58. Nanda R, Burstone C. Retenção e estabilidade na Ortodontia. W. B. Saunders editoras, 61-80, 1993.
59. Al-Buraiki H, Sadowsky C, Schneider B. A eficácia e estabilidade a longo prazo da correcção da sobremordida com mecânica de intrusão de incisivos. Am J Orthod Dentofac Orthop 2005 ; 127:47-55.
60. Dake ML, Sinclair PM. Comparação de Ricketts e técnicas de nivelamento de arcos tipo Tweed. Am J Orthod Dentofac Orthop 1989;95:72-8.
61. Preston CB, Maggard MB, Lampasso J, Chalabi O. Eficácia a longo prazo das técnicas de arco contínuo e seccional no nivelamento da curva de Spee. Am J Orthod Dentofac Orthop 2008;133:550-5.
62. De Praeter J, Dermaut L, Martens G, Kuijpers, Jagtman AM. Estabilidade a longo prazo do nivelamento da curva de Spee. Am J Orthop Ortodontia Dentofacial. 2002;121:266-72.

63. Shannon KR, Nanda RS. Mudanças na curva de Spee com tratamento e com 2 anos de pós-tratamento. Am J Ortofac Orthop Orthod Dentofac. 2004;125:589-96.
64. Parker CD, Nanda RS, Currier GF. Tratamento de alterações de maloclusão profunda da mordedura. Am J Orthod Dentofac Orthop 1995;107: 382-393.
65. Ng J, Major PM, Heo G, Flores-Mir C. Verdadeira intrusão de incisivos conseguida durante o tratamento ortodôntico: Uma revisão sistemática e uma meta-análise. Am J Orthod Dentofac Orthop 2005;128: 212-19.
66. Erkan M, Pikdoken L, Usumez S. Resposta gengival à intrusão de incisivos mandibulares. Am J Orthod Dentofac Orthop 2007;132:143.9-13.

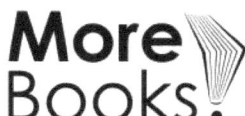 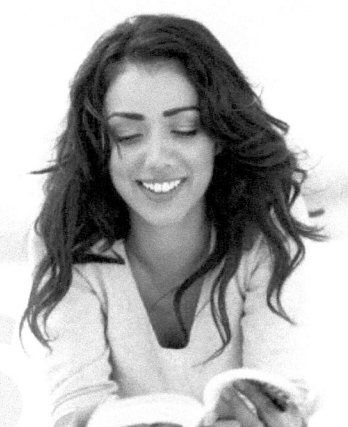

I want morebooks!

Buy your books fast and straightforward online - at one of world's fastest growing online book stores! Environmentally sound due to Print-on-Demand technologies.

Buy your books online at
www.morebooks.shop

Compre os seus livros mais rápido e diretamente na internet, em uma das livrarias on-line com o maior crescimento no mundo! Produção que protege o meio ambiente através das tecnologias de impressão sob demanda.

Compre os seus livros on-line em
www.morebooks.shop

info@omniscriptum.com
www.omniscriptum.com
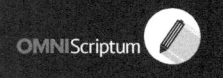

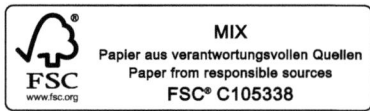

Printed by Books on Demand GmbH, Norderstedt / Germany